ÉTUDE CLINIQUE

SUR

AMÉLIE-LES-BAINS

SES EAUX ET SON CLIMAT

PAR

Le Dr Louis GRANIER

MÉDECIN CONSULTANT.

PARIS

G. MASSON, ÉDITEUR

LIBRAIRE DE L'ACADÉMIE DE MÉDECINE

120, BOULEVARD SAINT-GERMAIN, 120

M DCCC LXXXIII

ÉTUDE CLINIQUE

SUR

AMÉLIE-LES-BAINS

SES EAUX ET SON CLIMAT

MONTPELLIER

TYPOGRAPHIE ET LITHOGRAPHIE DE BOEHM ET FILS

ÉTUDE CLINIQUE

SUR

AMÉLIE-LES-BAINS

SES EAUX ET SON CLIMAT

PAR

Le Dr Louis GRANIER

MÉDECIN CONSULTANT.

PARIS

G. MASSON, ÉDITEUR

LIBRAIRE DE L'ACADÉMIE DE MÉDECINE

120, BOULEVARD SAINT-GERMAIN, 120

M DCCC LXXXIII

AVANT-PROPOS

La médecine climatologique, partant d'une idée répandue autrefois dans le monde médical et encore chez les malades, que l'été est l'ami de la poitrine et l'hiver son ennemi, n'admettait pour les phtisiques que les saisons chaudes et les climats très-chauds, les stations de plaine, l'air mou, etc. C'est un préjugé qu'il importait de combattre, car il faisait beaucoup de victimes. En effet, si pendant l'hiver le phtisique tousse et expectore davantage, il a du moins plus d'appétit, il dort mieux, sue moins, il revient à la vie ; tandis qu'en été il perd appétit et forces, et il voit arriver rapidement la période des sueurs, des crachats fétides, de la diarrhée, qui caractérisent la cachexie. Pourquoi donc envoyer un malade affaibli déjà sous un climat débilitant qui l'affaiblira davantage encore ?

Aussi, depuis quelques années, la réaction tend-elle à se faire puissante, car elle est due à l'impulsion que lui ont donnée des hommes considérables par leur pratique et leur savoir : on en vient à brûler ce qu'on a adoré. Et si les climats chauds tendent à être délaissés, par contre les climats froids, d'altitude, jouissent d'une vogue qui pourrait bien devenir, comme pour beaucoup d'agents thérapeutiques, un véritable engouement suivi plus tard d'un abandon complet. — Ne va-t-on pas d'un excès à l'autre ? et, après avoir mis de côté la routine, ne s'expose-t-on pas à courir une dangereuse aventure ? En un mot, ne vaut-il pas mieux garder en tout une sage moyenne et s'en tenir, dans le cas présent, à un climat tempéré? C'est notre avis à nous, qui observons et jugeons dans un air tempéré, et c'est le résultat de ces observations que nous avons la prétention de consigner ici : *ars tota in Observationibus*.

Il en est de même pour les traitements thermaux, qui sont toujours prescrits pendant la saison d'été , par suite des conditions climatériques de presque toutes nos stations thermales ne permettant pas un déplacement en hiver. Cette prescription est passée à l'état d'habitude et est devenue un véritable axiome au nom duquel on croit fermement que les eaux minérales ne guérissent qu'au moment de la canicule, et que, par suite, il faut attendre les fortes chaleurs pour aller s'entasser dans les stations. Aussi, tel malade pour lequel une cure serait indiquée en novembre ou février, se voit forcé de patienter jusqu'en juillet, parce qu'ainsi le veut la pratique Et ce fameux cliché : « **ouvert** de mai à septembre », qui orne tous les prospectus, est passé dans le formulaire du praticien. N'est-il pas temps de mettre de côté un pareil préjugé ; et pourquoi n'enverrait-on pas certains malades faire une cure thermale en automne, en hiver, au printemps, dans les rares stations qui jouissent de bonnes conditions atmosphériques ?

Le petit nombre de ces stations privilégiées n'est pas une raison suffisante pour les exclure de la pratique, et bien au contraire impose le devoir de les utiliser au médecin, qui doit s'inspirer avant tout des indications : *ars tota in Indicationibus* ; car le propre du médecin n'est pas toujours de puiser ses ressources loin de lui , mais de savoir profiter de ce qu'il a sous la main.

C'est en vue de cela que nous proposons la station d'AMÉLIE

comme un bon refuge d'hiver et comme une station où l'on peut faire en automne, en hiver, au printemps, une cure sulfureuse dont la durée peut être prolongée lentement et graduellement : ce qui, à nos yeux, est la seule méthode sérieuse dans une cure thermale, car les eaux sulfureuses procèdent par insinuation, demandent une application lente et méthodique ; et nous croyons difficilement que, pour si merveilleuses qu'elles soient, elles puissent, en trois semaines, réparer d'une manière complète et suffisante les désordres d'une affection chronique. Ceci n'est pas une critique à l'adresse des cures plus courtes qu'on fait habituellement dans les autres stations thermales. Nous croyons d'abord que l'usage des eaux d'Amélie, à cause de leur minéralisation moyenne, demande une durée de cure plus grande que celle des autres eaux à minéralisation plus forte et dont l'usage prolongé produirait des abus ; nous croyons ensuite qu'on a un grand intérêt, dans bien des cas, à soumettre au préalable les malades à l'action plus calme, plus sédative, de nos eaux ; et, en second lieu, à l'action plus active, plus excitante, des autres eaux.

L'étude de la station d'Amélie se divise en deux parties bien distinctes : le climat et les eaux ; ce sont deux sujets bien différents. Et cependant, puisque la nature a réuni ces deux éléments de la thérapeutique, puisque la station permet de jouir du double bénéfice d'une cure climatérique et thermale, il est impossible d'en séparer l'étude et il importe de préciser les indications de ce traitement mixte dont nous n'avons pas à vanter l'importance.

Le climat de montagne, modéré comme température et comme pression, fait de cette station un refuge d'hiver sinon privilégié, du moins remplissant d'utiles indications par son action tonique peu excitante.

Les eaux si abondantes, par leur minéralisation moyenne,

par leur dégénérescence facile à obtenir, sont classées dans les eaux sulfureuses douces et dégénérées.

La vie se passe à Amélie dans le repos de la nature, à l'abri du bruit du monde et des dépenses mondaines.

On le voit, la note qui domine dans les qualités de l'air comme dans celles des eaux ou celles de l'*habitat*, peut se traduire par ces mots : excitation moyenne, sédation marquée. Cette double action thérapeutique produit des résultats incontestables et incontestés : c'est ce que nous allons nous attacher à démontrer.

Tel est le but de cette Notice.

ÉTUDE CLINIQUE

SUR

AMÉLIE-LES-BAINS

SES EAUX ET SON CLIMAT

CONSIDÉRATIONS SUR LE CHOIX D'UNE STATION

Le choix d'un climat ou d'une eau minérale est peut-
être le problème de thérapeutique le plus difficile à résoudre. Appelé à donner son avis bien souvent dans une
première consultation qui pourra être la dernière, le
médecin devra être fort perplexe pour conseiller une
station réellement appropriée à l'état du sujet malade.
Quand on considère en effet les divers éléments qui en-
trent dans la constitution d'un climat : hygrométrie, température, altitude, anémologie, état du ciel, etc. ; quand
on considère les conditions nouvelles auxquelles se trouvera soumis le malade envoyé dans un pays étranger[1]

---

[1] On ne saurait trop essayer de diminuer pour les malades les

pour lui, tels que : pays maritime, pays de montagne
ou de plaine, grande ville avec ses plaisirs et ses entraî-
nements plus ou moins favorables à la santé ; ou bien
station calme et peu animée, où la vie s'écoule sinon
bruyante et folle, du moins calme et réparatrice ; quand
on considère surtout la manière différente dont chaque
tempérament doit, peut réagir sous chaque climat, on comprend aisément l'incertitude dans la décision à prendre
et l'hésitation dans le conseil à donner.

Devant cette généralisation d'éléments, le tact médical ne suffit pas ; il faut aussi l'expérience, mais l'expérience servie par une connaissance approfondie des stations hivernales ou minérales. Sans être taxé d'exagéra-
tion, on peut dire que cette expérience et cette connaissance ne s'acquièrent l'une que par l'autre, qu'elles sont
absolument dépendantes l'une de l'autre. Ce n'est pas
assurément pendant les études médicales qu'on apprend
à utiliser le climat ou l'eau minérale, et la lacune est trop
importante, trop regrettable ; nous en avons assez subi
la fâcheuse influence pour ne pas la signaler en passant.
Ce n'est que plus tard, lorsque les exigences de la clientèle le font sentir, qu'on consulte un manuel de stations

premiers ennuis de ce dépaysement. A ce sujet, nous nous permettrons de recommander à nos Confrères de vouloir bien toujours
munir leurs clients d'une lettre adressée personnellement au médecin d'Amélie, afin de mettre celui-ci immédiatement au courant de l'histoire médicale antérieure du sujet, et le malade plus à
l'aise avec un médecin qui, grâce à cette courte note, n'est plus un
étranger et devient un ami pour lui.

et qu'on apprend, disons-le franchement, quelquefois aux dépens des malades, les diverses indications et contre-indications des eaux ou des refuges d'hiver.

Et puis, est-il facile de se faire une opinion au milieu des notices et des brochures qui enrichissent mais encombrent en même temps la bibliographie de cette branche de la thérapeutique ? Toutes renferment un large champ d'indications remplies par chacune de ces stations, dont les caractères sont cependant bien différents. Aussi, de cette lecture résulte-t-il pour le praticien, d'abord une incertitude des plus légitimes, souvent ensuite un scepticisme qui s'accommode fort bien au caprice du malade et permet à ce dernier de choisir lui-même sa station, suivant ses goûts particuliers.

Loin de nous l'idée de critiquer ce qui a été publié déjà : certes, la bibliographie des villes d'eau et d'hiver a sa valeur et remplit des indications utiles à la station et au public médical ; mais les notices s'impriment et ne restent pas ; elles ont d'ailleurs une publicité fort restreinte. Il y a donc là aussi une lacune que tous nous déplorons, et qui ne sera comblée que par la publication d'un Traité clinique des stations, où les contre-indications des eaux se trouveront à côté de leurs vraies indications, où les qualités des climats ne domineront pas exclusivement au préjudice de leurs défauts, qu'on tient trop d'ordinaire sous le boisseau.

Ce Traité paraîtra un jour, espérons-le pour le monde médical, qui le désire ; espérons-le aussi pour les stations elles-mêmes, dont l'intérêt exige que la vérité, rien que la vérité, soit faite sur la nature de leurs eaux ou de leur climat.

Quoi de plus fâcheux et de plus inhumain que l'arrivée d'un malade dans une station dont le climat est absolument contre-indiqué à son état ! Quelle influence désastreuse va produire, sur son moral d'abord, sur son affection ensuite, son renvoi précipité d'un pays où il venait chercher avec certitude une santé perdue ! Et les suites ne seront-elles pas plus désastreuses encore si ce malade use de ce climat défavorable ou de cette eau préjudiciable à son affection ! Ces inconvénients disparaî-tront peu à peu quand tous ceux qui exercent dans les stations apporteront leur part d'observations personnelles, propres à éclairer le public médical sur le caractère des agents dont ils disposent.

C'est dans ce but unique que nous nous permettons d'apporter en ces quelques lignes notre modeste tribut à une œuvre dont le besoin se fait sentir. « Observer, scruter et constater les faits ; rechercher avec soin leurs rapports réels et ne les enregistrer qu'avec démonstration : voilà en résumé la doctrine que nous adopterions si nous étions forcé d'en formuler une ; c'est beaucoup plutôt, on le voit, un procédé et une méthode qu'une doctrine[1].

Nous avons observé, et c'est simplement le résultat de ces observations que nous enregistrons ici. Le public médical, s'il daigne lire notre modeste Notice, reconnaîtra que la plus grande impartialité l'a inspirée.

[1] Hardy et Béhier ; *Path. interne.*

ÉTUDE GÉNÉRALE D'AMÉLIE

S'il est une station peu connue aujourd'hui, c'est bien Amélie-les-Bains. Après avoir joui pendant quelques années d'une vogue méritée qu'elle devait à son climat et à ses eaux, elle est retombée dans l'oubli et pour ainsi dire sous le mépris du monde médical. Pidoux a dit que que la phtisie était une maladie qui finissait ; Amélie, semblable à cette affection qui vient lui demander bien souvent une amélioration, Amélie est une station qui tombe, qui finit : on la dirait vraiment atteinte de tuberculose. Pourquoi cet abandon ? Il n'est que trop motivé, hélas ! par des causes qui, si elles ne sont pas médicales, n'en existent pas moins sérieuses et dignes d'être citées dans une Notice qui a pour but la vérité. Au surplus, nous dirons tout haut ce que tout le monde dit tout bas à Amélie.

La ville est administrée d'une manière déplorable par un Conseil municipal qui n'a certainement aucune notion ni de l'hygiène des villes ni de leur police sanitaire. Il ne suffit pas d'être élu par le suffrage universel, il ne suffit pas d'avoir la prétention de faire de sa cité une ville d'eaux ; il faut encore se montrer digne des

fonctions qui sont dévolues à la charge d'administrateur.
Tel n'est pas le cas de nos élus. La note des desiderata serait
trop longue à faire. Qu'il nous suffise de dire combien
est défectueux le service du balayage des rues, des eaux
et des latrines publiques ; combien est défectueux aussi
le service des promenades, des bancs, que nous devons
pour la plupart à l'intelligente initiative d'un homme
privé. Il n'y a jamais eu à Amélie ni théâtre, ni casino,
ni salon de conversation ; il n'y a eu, hélas ! que des dis-
cussions locales de partis dans lesquelles le souci d'atti-
rer l'étranger, et surtout de le retenir, n'a jamais tenu
la moindre place.

L'incurie que nous reprochons à l'administration locale
n'est pas notre unique plainte. Il faut aussi reconnaître que
les établissements thermaux ont un service défectueux,
une organisation déplorable, une installation balnéaire
peu en rapport avec les exigences et les besoins de la
clientèle moderne.

Il n'y a que les maisons particulières qui offrent à
l'étranger des ressources bien suffisantes comme confort
et aménagement.

Quand on compare la ville d'aujourd'hui à ce qu'était
autrefois cette modeste bourgade du temps d'Anglada,
on trouve évidemment beaucoup de changements ; mais
ce qu'on a fait est peu de chose en comparaison de ce
qui reste à faire. On ne saurait trop le redire, la nature
a beau être prodigue de ses brillantes ressources, les
lieux où elle fait surgir ses eaux salutaires ont beau être
admirablement disposés pour en tirer parti ; il faut en-

core que l'industrie de l'homme vienne tout féconder, qu'elle se plie aux besoins de chaque époque, aux goûts contemporains, qu'elle fasse éclore autour de ces thermes les facilités et les agréments qui peuvent ajouter à leur recommandation. L'ennui est aussi une infirmité de l'homme ; le souci des affaires, les préoccupations de l'âme, rendent toute guérison plus difficile. La certitude des distractions est un attrait puissant, et la vertu médicinale gagne sensiblement en efficacité quand le remède peut faire tourner à son profit les charmes de la société, le dégagement des tracas de la vie et les douceurs de la campagne.

Fonssagrives a bien dit : « Le grand intérêt de la vie du phtisique, le but de tous ses désirs, est l'usage ménager que, valétudinaire, il doit faire de toutes ses fonctions pour rester dans l'état où il est. Il doit vivre sans bruit, en cachette....; il doit économiser sur tout : passions, plaisirs, travaux.... C'est à prendre ou à laisser [1]. »

Aussi le malade met-il de côté ces sages avis, ces utiles conseils, et, dût sa santé péricliter, il préfère une mort joyeuse à une vie uniforme et peu animée. Car c'est une ennuyeuse maladie que de conserver sa santé par un trop grand régime. (Larochefoucauld.)

Les villes du littoral de la Méditerranée ont bien compris que le climat seul ne suffisait pas au malade, qu'il fallait lui procurer, ainsi qu'à son entourage, des distractions et des plaisirs. Amélie n'a pas imité cet exemple et

[1] Fonssagrives ; *Thérap. de la pht. pulm.*

est restée ce qu'elle est depuis longtemps : une modeste petite ville où la vie s'écoule calme, à l'abri de tout entraînement mondain autre que les soirées passées dans l'intimité, à l'air pur et bienfaisant des montagnes, au soleil vivifiant du jour ; elle n'en est pas moins un bon refuge d'hiver, et en même temps la seule station sulfureuse d'hiver que nous possédions en France.

L'État, en installant, il y a déjà longtemps, à Amélie un hôpital thermal militaire de premier ordre, a sanctionné ces divers avantages.

Il reste donc à la municipalité de grands devoirs à remplir ; espérons qu'elle se fera un honneur de ne plus être au-dessous de sa tâche. Espérons aussi que le jour est proche où une Compagnie achètera les deux établissements rivaux, pour créer des thermes bien dignes des eaux qu'ils renferment : c'est le cri unanime.

Ce n'est qu'à ce prix que notre station rentrera en grâce auprès des célébrités médicales, qui toutes lui ont rendu un éclatant hommage. Car les auteurs qui se sont occupés des eaux ou des refuges ont à peu près tous cité Amélie : sa bibliographie est riche. Fonssagrives, dans son *Traité sur la phtisie*, si riche en enseignements pratiques ; Guéneau de Mussy, à plusieurs reprises, dans ses Cliniques que le praticien consulte tous les jours, ont accordé à la station leur bienveillante sympathie. Il suffit d'ouvrir les Cliniques de Peter, de Jaccoud, de Ferrand, de Dujardin-Beaumetz, de Gubler, etc., pour se rendre compte qu'Amélie occupe un rang honorable dans la nomenclature des stations en général. Citons aussi, en passant, le *Traité des Eaux*, de Durand-Fardel, l'article du *Dictionnaire des Sciences médicales*, de Rotureau, et celui du *Dictionnaire de Médecine et de Chirurgie pratiques*, de Desnos ; le *Traité de climatologie médicale*, de Lombard ; celui de Weber (*Klimatotherapie*, in *Handbuch der allgemeinen Therapie von Ziemssen*), ainsi que diverses Notices à peu près toutes épuisées aujourd'hui, sauf cependant celle de notre excellent Confrère et honoré prédécesseur M. le Dr Bouyer, actuellement inspecteur de Cauterets. C'est un devoir pour nous de signaler l'esprit pratique et le sens clinique qui ont inspiré cette Étude, notre guide de tous les jours et d'aujourd'hui encore où nous écrivons ces lignes. C'est aussi un bonheur pour nous de rendre un hommage public et mérité à celui qui a bien voulu nous patronner ici dans nos débuts professionnels et veut bien nous honorer toujours de sa bienveillante sympathie.

Nous n'avons pas hésité à avouer les défauts inhérents à la station : il est bien temps de parler aussi de ses qualités. Entrons donc dans le chapitre des indications et des contre-indications, que nous étudierons à un double point de vue, climatérique et minéral.

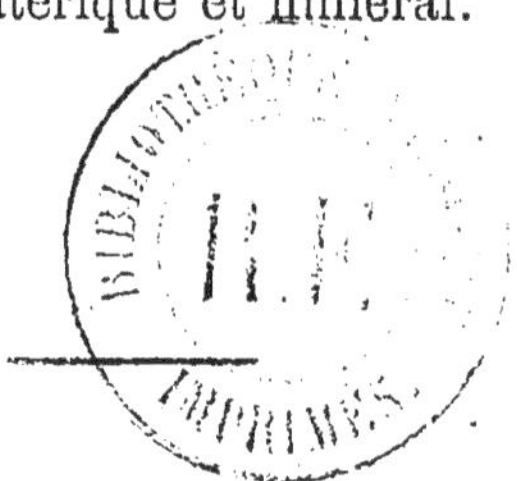

DU CLIMAT

DU CLIMAT EN GÉNÉRAL.

« Le climat, a dit Réveillé-Parise, n'est pas seulement le chaud et le froid, c'est un être collectif qui se compose de la température, lumière, électricité, sécheresse, humidité, mouvements de l'air, nature des lieux, production du sol, situation de terrain et de culture [1]. »

C'est un instrument dont l'utilité dépend moins de sa perfection propre que de la manière intelligente dont il est utilisé [2].

Aux yeux de l'illustre Professeur auquel nous empruntons ce dernier passage, « c'est un médicament, mais un médicament complexe, une sorte de thériaque composée de plusieurs éléments disparates sous l'influence desquels les organismes réagissent différemment. Les climats, en un mot, comme les caractères, ont les qualités de leurs défauts et les défauts de leurs qualités. »

Posons donc en principe qu'il n'y a pas de climat parfait, qu'il ne peut pas y en avoir ; la perfection seule se trouve dans les Notices. C'est au malade à savoir tirer

[1] Réveillé-Parise ; *Traité de la vieillesse.*
[2] Fonssagrives ; *Thérap. de la pht. pulm.*

parti des qualités d'un climat, à en neutraliser les défauts, à suivre surtout les sages prescriptions des médecins de la résidence, et à ne pas s'en écarter un instant.

D'accord avec Jaccoud, il faut repousser la théorie exclusive des climats chauds et froids, et compter avec d'autres éléments que la température seule.

On connaît la division nouvelle que cet auteur a introduite dans le traitement climatérique de la phtisie, et la classification qu'il a faite en climats d'altitude ou à basse pression et climats de plaine, à pression moyenne ou supérieure à la moyenne.

Nous ne nous permettrons pas de discuter ce qui peut paraître audacieux ou exagéré dans cette théorie, consistant à faire affronter une altitude de 1,800 mètres, en plein hiver, à un sujet déjà affaibli et plus ou moins impressionnable ; le principe, qui est nouveau, peut bien avoir sa valeur, et il faut laisser à l'expérience, à la pratique, le soin de juger en dernier ressort. Nous nous contenterons seulement de retenir ceci : c'est que le Professeur de Paris n'indique ces climats de montagne que dans la période prophylactique ou initiale de la phtisie, et qu'il réserve aux climats dits de plaine les autres indications que renferme ce vaste champ de la tuberculose. Et si le catarrhe initial des sommets, le catarrhe plus tardif de la seconde période, le ramollissement même, ne sont pas pour lui une contre-indication absolue aux altitudes, c'est à la condition cependant que le malade possédera au préalable l'accoutumance au climat ou pourra acquérir celle-ci à une époque favorable de l'année. Il faut donc acclimater peu à peu le malade à cette altitude, s'y prendre à l'avance en été, en automne au plus tard. Mais que de fois, lors de la consultation, la lésion pulmonaire ou bien l'époque du départ sont trop avancées pour autoriser un déplacement dans une région aussi élevée ? Et puis, n'y a-t-il pas aussi de formelles contre-indications à un séjour à une pareille altitude ? L'emphysème étendu, les maladies du cœur et des vaisseaux, le caractère éréthique de l'affection, subissent une influence fâcheuse telle que fièvre, insomnie, les accidents laryngés et intestinaux, l'étendue des lésions pulmonaires, etc., sans omettre la fièvre, qui est un obstacle à tout déplacement.

Il faudra alors songer à un autre climat capable d'apaiser l'irritabilité et l'irritation broncho-pulmonaire, de préserver contre les épisodes inflammatoires, de concilier tous ces résultats avec une vie en plein air et au soleil pendant l'hiver, et, résultat final, de restaurer la constitution. Ce climat, nous le trouverons dans un pays uniforme et modéré comme température, hygrométrie et pression atmosphérique, dont la station d'Amélie offre le type. Étudions rapidement les caractères de son climat.

CARACTÈRES PARTICULIERS DU CLIMAT.

Amélie est située à 38 kilom. de la ville de Perpignan, à laquelle elle sera reliée bientôt par un chemin de fer aujourd'hui en construction.

La vallée, très étroite, est abritée au nord et au midi et n'est ouverte qu'au nord-est et au sud-ouest ; c'est par ces deux ouvertures que le vent pénètre à Amélie, car ici, comme dans tout le Midi, il fait du vent, puisque tout pays chaud ou tempéré produit le vent. Par la configuration de la vallée, on a donc deux sortes de vents : le premier, nord-est ou vent marin, qui souffle de préférence en hiver et qui, déjà bien dépouillé de son humidité à cause de l'éloignement assez grand de la mer (30 kilom.), vient cependant humidifier l'air pur mais remarquablement sec du pays ; le second, sud-ouest ou vent d'Espagne, qui est chaud, énervant, et souffle de préférence au printemps et en été. Le mont Canigou et ses contre-forts protègent la station contre ce vent du nord-ouest froid, violent, qui ravage le Midi et qu'on nomme le mistral. Cependant le vent souffle dans la station quelquefois avec intensité et tourbillons ; ce phénomène est dû au peu de largeur de la vallée et à la réflexion des courants d'air d'une montagne à l'autre. Détail qui a sa valeur : débutant le plus souvent vers la fin de l'après-midi, le vent augmente dans la nuit et tombe sur le matin, pour permettre la promenade pendant une partie de la journée médicale.

La pluie est rare à Amélie en automne et en hiver,

pendant lesquels la moyenne est des plus faibles ; il n'en est pas de même au printemps, où celle-ci s'élève considérablement ; les brouillards y sont inconnus.

Bien souvent, après une pluie de quelques heures presque toujours bienfaisante, l'air reprend sa sécheresse habituelle, et ces conditions hygrométriques permettent au malade une sortie pour ainsi dire quotidienne.

Nous n'avons jamais observé, en automne et en hiver, ces temps orageux avec tension électrique dans l'atmosphère qui produisent des lassitudes générales, de la céphalalgie et des douleurs vagues dans les membres ; mais cet état électrique de l'air se présente au contraire fréquemment en été et fatigue beaucoup les malades.

La température du jour est aussi élevée que sur le littoral, mais il n'en est pas de même pour celle de la nuit, qui est plus basse à Amélie : cela explique la différence qui existe dans les moyennes des vingt-quatre heures des deux climats et dans la végétation, qui est plus belle et plus avancée sur les bords de la mer. La température moyenne du jour en automne est de $16^{\circ},1$, en hiver de $8^{\circ},2$, au printemps de $15^{\circ},1$, en été de $24^{\circ},3$. Le thermomètre descend dans la nuit en hiver à $+ 5, 4, 3$, quelquefois à 0 et rarement au-dessous ; dans le jour, par contre, il s'élève à $+ 10, 12^{\circ}$.

L'altitude est faible, elle est de 240^{mm} environ. La colonne barométrique oscille entre 738^{mm} et 746^{mm}, moyenne 742^{mm}. L'air y est moins dense, plus oxygéné que dans la plaine, et cependant moins excitant que celui des grandes altitudes, car il ne produit pas cette suracti-

vité de la respiration, cet éréthisme général qu'on éprouve
dans les hautes régions.

L'ozone est abondant.

Le sol, granitique et calcaire, est déclive, ce qui permet l'écoulement facile des eaux et évite toute humidité.
Il n'y a pas beaucoup de poussière en automne et en
hiver.

La flore produit l'oranger, le citronnier, le cactus,
l'eucalyptus, l'agave, le chêne-liége, etc.

De tout ce que nous venons de citer, il résulte que les
saisons d'automne et d'hiver présentent à Amélie une
moyenne de température aussi tempérée et uniforme
que possible, à maximum au milieu du jour s'élevant
assez haut, notamment aux abris, une absence complète
d'humidité et d'orages, de vent violent qu'on appelle le
mistral, enfin un air de montagne remarquablement pur.
Les variations atmosphériques n'y sont pas plus fréquentes ni plus brusques que sur les bords de la mer. Le vent
y souffle, mais peut-être moins constant et moins généralement froid. Par son altitude faible, la station jouit
du bénéfice d'une pression moyenne. N'est-ce pas là de
bonnes conditions pour un refuge d'hiver ?

La saison d'automne commence pour nous dès les
premiers jours de septembre ; à cette époque déjà, la
période des chaleurs accablantes tend à disparaître et les
nuits sont fraîches. La cure thermale peut se faire alors
dans d'excellentes conditions, bien meilleures assurément qu'en été. L'époque de transition entre les deux

saisons est seule troublée par quelques orages annon-
çant la cessation des fortes chaleurs, et on a alors une
série de journées magnifiques, présentant peu de variations atmosphériques, peu de jours de pluie, une température dont la moyenne s'abaisse insensiblement et sans
aucune brusquerie vers celle de l'hiver. Nous ne pourrions assez vanter cette saison d'automne, de septembre
à décembre, nouvel été de la Saint-Martin, la plus importante, et qui, par sa douceur et sa régularité, est appelée à
un grand avenir au point de vue de la cure thermale.
Celle-ci, faite à cette époque tardive de l'année, est toujours mieux tolérée, et elle accorde une immunité plus
grande pour affronter les rigueurs de la mauvaise saison
au malade rhumatisant ou bronchitique, qui ne peut pas
prolonger son séjour en hiver.

La saison d'hiver ne commence généralement à Amélie que vers la fin de décembre. Si elle est moins belle
que la précédente, elle est cependant favorisée par des
séries de belles journées dont les caractères les rap-
prochent beaucoup de celles d'automne et qui sont rarement interrompues par quelques journées de mauvais
temps ; le malade peut donc toujours se livrer à la promenade en plein air sous un soleil vivifiant.

On peut dire que la période des vicissitudes atmosphériques est réservée surtout au mois de mars ou d'avril ;
elle se caractérise par des changements brusques de température, de la pluie, du vent plus ou moins chaud, plus
ou moins violent, avec poussière. Quoi qu'il en soit, ce
n'est plus le printemps chanté par les poètes et par Vir-

gile, et auquel nous n'avons jamais cru pour notre part, dans le Midi du moins. Depuis bien des années déjà, l'apparition du printemps se fait de plus en plus tardive et s'accompagne de bourrasques et de phénomènes météorologiques qui ont fait dire que c'était l'hiver du Midi. Vers avril, le calme renaît et permet d'utiliser avec avantage l'élément minéral : on fait alors une cure de printemps, indiquée chez les malades qui ne peuvent attendre celle d'été, ou chez ceux qui, par suite de leur impressionnabilité, doivent tâter d'une cure moins excitante avant d'en faire une plus active dans d'autres thermes, ou bien enfin chez les sujets du Midi, qui peuvent en toute saison se rendre à Amélie.

Disons toutefois que, pendant les mois de juin, juillet, août, les chaleurs intenses des jours et des nuits sont pour nous une contre-indication au séjour et au traitement sulfureux. L'appétit se perd, les dérangements intestinaux surviennent, les sueurs arrivent sous l'influence de ce temps énervant, et la cure, souvent mal tolérée, est certainement toujours moins favorable qu'en automne ou qu'au printemps.

***

ACTION SUR L'ORGANISME.

Le climat d'Amélie est un climat tonique, reconstituant, propre à combattre l'hypoglobulie. Il convient par suite aux affections qui demandent une excitation modérée du côté de la peau, une température moyenne aussi égale que possible, une atmosphère dépourvue d'humidité,

telles que : affections rhumatismales, goutteuses, pulmonaires, chroniques, etc.; anémies, lymphatisme, scrofule;
constitutions affaiblies ou épuisées par suite de longues
maladies, etc...

C'est un climat eupnéique et résolutif à la fois par
l'air pur qu'on y respire et la pression moyenne de son
altitude, car le poumon tuberculisé, qui a son champ
respiratoire amoindri, exige une décompression moyenne
de l'atmosphère permettant une activité respiratoire plus
grande dans ce qui lui reste sain, sans que cette activité
soit trop grande, comme sous une basse pression.

C'est un prophylactique, car, en remontant les forces
affaiblies, en permettant cette vie au grand air, en facili-
tant la gymnastique respiratoire dans les promenades de
montagne, il prévient beaucoup d'affections dont le
cachet est la débilité, la misère physiologique.

En un mot, tout ce qui a besoin d'être tonifié, stimulé,
remonté, se trouve bien de ce climat.

L'appétit perdu renaît, la digestion se rétablit, la respiration est plus facile et plus large, les systèmes de
l'économie trouvent, sous son influence, une augmentation
d'activité. La peau et les muqueuses se colorent, les
tissus acquièrent de la vigueur. La restauration se fait, et
à sa suite l'embonpoint peut se produire dans bien des
cas chez des malades porteurs de lésions organiques.

L'état local subit en seconde ligne l'amélioration
signalée dans l'état général. Ainsi, le bronchitique voit au
début de son séjour sa toux et son expectoration augmenter; mais bientôt, à cette excitation passagère succède

une action purement tonique qui amène un amendement dans ces deux symptômes. On observe aussi le calme dans les douleurs rhumatismales, l'amendement dans les accidents congestifs qui s'atténuent, dans les engorgements viscéraux qui se résorbent, dans les plaies anciennes qui prennent un meilleur aspect et se cicatrisent.

L'action du climat d'Amélie est à peu près la même que celle du littoral, au point de vue physiologique ; il y a cependant une distinction importante à faire à ce sujet et qu'il est utile de signaler. Sur les bords de la mer, l'action tonique est parfois dépassée, notamment avec les tempéraments irritables ou chez ceux qui sont sujets aux congestions. Il se produit alors des fluxions trop actives ou bien une irritabilité nerveuse qui va en s'accentuant et dégénère en un véritable affolement. Et, de même que le quinquina et le fer réussissent si peu bien à ces tempéraments, de même ce médicament excitant, le climat, leur est alors essentiellement défavorable. Ces effets, dus au climat du bord de la mer, sont observés presque tous les jours ; nous les avons, pour notre part, notés aussi à Amélie. Mais ils sont moins fréquents et surtout moins prononcés dans cette dernière station, parce que l'air, tout en étant tonique, est moins marin, plus continental (si nous osons dire) et ne possède pas à un degré aussi élevé ce *stimulus* défavorable à beaucoup de malades.

Le climat d'Amélie tient donc le milieu entre celui des refuges de la Rivière et celui de Pau, et par ces qualités présente des avantages sur lesquels il est superflu d'insister.

INDICATIONS ET CONTRE-INDICATIONS DU CLIMAT.

Nous allons rapidement préciser les plus importantes.

AGE. — Chez l'enfant, qui se développe et croît tous les jours, la nutrition ne doit pas languir ni les forces diminuer. Chez le vieillard, qui décroît au contraire tous les jours, une sage hygiène aura pour but d'empêcher la dénutrition de se faire trop prompte et mortelle. On comprend que, dans ces deux cas, le climat tonique, le premier des agents thérapeutiques, devra être ordonné à ces deux valétudinaires. Il n'en est plus de même de l'adulte, qui, en bonne santé, peut lutter contre les dépenses journalières de la vie par ses forces essentielles, radicales. Mais vienne une affection chronique ayant pour fond l'adynamie, celle-ci sera combattue avec avantage par l'air pur des montagnes. Comme influence donc, le climat agit en premier lieu sur l'enfance, en second lieu sur le vieillard, enfin et en dernier sur l'adulte.

CONSTITUTION. — Toute constitution faible de naissance ou affaiblie à la suite de causes déprimantes, toute constitution, en un mot, qui a pour note la torpidité ou l'adynamie, devra être améliorée à Amélie (anémies, chlorose, suites de fièvres longues et graves, de paralysies, de chagrins...).

TEMPÉRAMENT. — Il en est de même pour le tempérament inné, phlegmatique, à réaction lente, à fibre lâche ; de même pour le tempérament nerveux acquis par suite de causes déprimantes. Mais le tempérament nerveux héréditaire ou constitutionnel, donnant lieu à des manifestations convulsives, telles que crises hystériques, verra au contraire l'acuité et la fréquence de ses accès s'aggraver, et si ce phénomène ne se produit pas, certainement il n'éprouvera aucune amélioration du séjour sous ce climat trop vif pour lui.

DIATHÈSES. — a. *Scrofule*. — La scrofule avec le lymphatisme est la première indication d'Amélie, puisque avec son climat tonique on pourra utiliser le traitement sulfureux. Fonssagrives a dit : « Là où le choix d'un climat est important pour conjurer les effets d'une prédisposition héréditaire, c'est quand on veut, en modifiant le terrain constitutionnel dans lequel le germe est enfoui, empêcher celui-ci d'évoluer. Tel est le lymphatisme et la scrofule... ; il serait superflu d'insister sur l'influence exercée à ce point de vue par des climats de montagne ou du littoral, vifs, stimulants, qui favorisent une nutrition active, une sanguification énergique, et qui, opérant souvent des transformations véritables, éloignent ou conjurent définitivement les chances de la phtisie. »

b. *Arthritis*. — L'arthritis demande aussi un climat sec, quelle que soit sa forme ou sa localisation ; de même que la scrofule, il pourra être amendé à Amélie, surtout si l'on peut associer la cure minérale à la cure climatérique. Mais il y a une catégorie de rhumatisants à forme névralgique, larvée, sujets très excitables souvent et impressionnables toujours, qui voient leur éréthisme nerveux augmenter sur les bords de la mer ; d'un autre côté, ils ne peuvent pas songer à choisir Pau comme résidence d'hiver, parce que cette ville est trop humide ; dans ces cas particuliers, Amélie sera indiquée avec avantage pour ces malades.

Il n'y a rien de particulier à dire pour la goutte, qui demande aussi un climat sec et vif.

c. *Herpétisme.* — L'herpétique vrai, à troubles nerveux, sujet à la mélancolie, demande des distractions qui agissent favorablement sur son état moral ; il s'accommodera donc difficilement du séjour d'Amélie. Nous ne pouvons pas recommander la station à ce genre de malades, si ce n'est cependant dans le but d'y suivre une cure minérale, laquelle est indiquée, soit par une association fréquente de la diathèse à une autre telle que la scrofule, soit par un prurit trop intense, admirablement modifié par l'usage de nos eaux dégénérées et sédatives, comme nous le verrons plus loin.

d. *Tuberculose.* — La tuberculose se trouve amendée par le séjour sous ce climat vif et tempéré.

En première ligne vient toute forme torpide, catarrhale, d'origine scrofuleuse ou acquise à la suite de misères physiologiques, d'excès alcooliques, de fièvres graves, de syphilis même. En seconde ligne, toute forme trop excitable pour affronter l'air stimulant de la mer, les hautes altitudes, et pour laquelle un air tonique et sec est cependant indiqué.

Disons ici que l'hémoptysie est rare dans la station.

Le premier et le second degré de la maladie sont surtout les vraies indications du séjour. Cependant, la forme localisée à un sommet, pour si avancée que soit la lésion, éprouvera, par l'effet de la tonification générale, une amélioration remarquable.

Par contre, les contre-indications absolues à l'envoi dans la station sont les cas suivants, que nous déplorons trop souvent d'avoir à traiter :

La fièvre continue ;

La généralisation de l'affection aux deux poumons, dès qu'elle est arrivée au second degré ;

La forme sèche à localisation pleurétique, notamment avec éréthisme nerveux ou sanguin : celle-ci demande un climat mou, sédatif.

Voilà en peu de mots les indications ou contre-indications, au sujet desquelles nous nous étendrons davantage à l'article du traitement par les eaux sulfureuses. On le voit, le climat d'Amélie combat admirablement l'élément torpide et modifie avec avantage l'éréthisme sanguin ou nerveux quand celui-ci n'est pas trop prononcé. Lambron a dit : « Certains phtisiques se trouvent si merveilleusement bien du climat d'Amélie, qu'on est porté à croire qu'il y a dans l'air quelque chose de spécialement curatif, qu'il est doué d'une revivification toute particulière... » Mais l'opportunité du séjour joue un grand rôle dans la moyenne des résultats obtenus. Curatif au début de l'affection, le climat ne peut être que résolutif plus tard, ou tout au plus même un simple adjuvant. Disons-le, les malades viennent toujours demander trop tard à un climat, comme aussi à une eau minérale, une amélioration à leur affection ; ils ne consacrent ensuite que trop peu de temps à une cure dont la condition première est, à nos yeux, la durée. Ils consentent bien à accorder trois mois, six mois, deux hivers au maximum, à leur traitement, mais n'admettent pas que, ce délai passé, la guérison n'arrive certaine. C'est une grave erreur que, pour notre part, nous ne pourrions assez combattre, car c'est par plusieurs saisons qu'une pareille cure doit et peut se juger. Mais ne prêchons-nous pas dans le désert ?

« L'imminence d'une maladie dont on est menacé par l'hérédité est quelque chose de vague, de lointain, qui ne stimule guère la vigilance des familles et n'appelle pas l'intervention du médecin. On continue et on continuera longtemps à faire soigner sa maladie et à ne pas s'occuper de sa santé. » (Fonssagrives.)

Le malade qui a séjourné tout un hiver à Amélie doit-il abandonner la station à l'époque de transition qui au mois de mars ou d'avril se caractérise par le mauvais temps ? Doit-il remonter vers le nord ou gagner une autre station du midi plus privilégiée ? Nous ne le croyons pas, parce que remonter sitôt vers le nord l'exposerait, à coup sûr, à perdre le bénéfice d'une cure d'hiver, et parce que, l'arrivée du printemps se faisant sentir à peu près partout d'une manière aussi défavorable, mieux vaut encore pour lui rester dans un pays auquel il est acclimaté depuis longtemps. Il lui faudra savoir supporter avec patience et philosophie quelques journées mauvaises de véritable hivernage, et il devra augmenter de précautions pour lutter contre leur funeste influence.

AUTRES AFFECTIONS. — Le climat est aussi favorable à toutes les affections chroniques non excitables (catarrhes broncho-pulmonaires avec ou sans dilatation des bronches et emphysème ; asthme catharral [1]; catarrhes vésicaux, etc., etc.). Mais il est défavorable, par suite, à toutes les affections qui ont trop d'excitabilité (asthme essentiel, névroses cardiaques, catarrhe des voies biliaires, hystérie franche, certaines formes d'ataxie..., etc.).

CONCLUSIONS. — Amélie, par les caractères de son climat, par sa faible altitude, peut donc être classée entre les stations du littoral et celles du continent — entre les stations de plaine ou à pression élevée — et les stations de montagne ou à basse pression.

---

[1] Ce que nous disons de l'asthme n'est pas cependant toujours vrai, car c'est bien souvent le tâtonnement et l'expérience personnelle qui pourront guider chaque asthmatique dans le choix d'un refuge. C'est à lui à rechercher ce climat tant désiré, rêvé, où il puisse respirer, et qu'il ne devra plus abandonner.

DES EAUX SULFUREUSES

Le climat n'est pas la seule richesse d'Amélie ; un autre élément plus important encore a été réservé à ce pays privilégié de la nature : les eaux sulfureuses.

Nous avons vu plus haut les avantages que présentait le climat pour instituer une cure thermale en automne, hiver ou au printemps ; nous n'y reviendrons donc pas. Disons seulement qu'Amélie est la seule station sulfureuse où on puisse faire un traitement minéral et climatérique, l'un complétant l'autre ; disons aussi que le traitement y est suivi lentement, progressivement, et non pas à toute vapeur, comme dans beaucoup de stations ; qu'il y est sagement interrompu pour être repris plus tard, traitement plein de prudence et de ménagements envers le malade, dont il doit être toujours tenu compte, car nous estimons qu'à maladie chronique il faut un traitement chronique, et qu'une cure de vingt et un jours ne suffit jamais pour remonter une constitution affaiblie ou pour résoudre une congestion chronique, tarir un catarrhe bronchique, ou bien encore pour prévenir, enrayer une tuberculose. L'arsenic et le fer ne sont-ils pas donnés lentement et longtemps, et quel est le praticien qui s'aviserait de prescrire pour vingt jours seulement, à un tuberculeux ou à une chlorotique, une médication arsenicale ou ferrugineuse ?

Pourquoi n'en serait-il pas de même pour l'eau sulfureuse, qui renferme de si riches éléments curatifs ? Nous ne croyons, pour notre part, à un bénéfice certain par les sulfureux, qu'à la condition unique de les faire prendre longtemps et prudemment, pendant une série de mois coupée d'intervalles de repos. Car les phénomènes d'imprégnation sont lents à paraître et aussi à s'effacer ; et ceux qui exigent l'imprégnation moléculaire dans les éléments histologiques sont ceux qui se font le plus attendre et qui se prolongent aussi davantage. Et, de même qu'on est revenu depuis longtemps de la pratique absurde des neuvaines de Bordeu, il est utile aussi d'abandonner cette limite presque absolue de la cure de trois semaines.

Nous pouvons citer les lignes suivantes, dues à l'éminent auteur de la *Thérapeutique de la phtisie* : « L'écueil des eaux sulfureuses, c'est l'intempérance avec laquelle on en use. Peyrilhe disait qu'il fallait aux maladies chroniques des médications chroniques, c'est-à-dire dans lesquelles le temps intervînt comme facteur indispensable. On constate en effet que les phtisiques domiciliés dans les stations sulfureuses et qui prennent des eaux *à petites doses et pendant très longtemps* s'accommodent très bien de cette médication prolongée. Je connais un cas dans lequel elle a produit des effets très re-

marquables. Dans cette vue pratique, je conseille habituellement aux phtisiques sans fièvre d'aller passer tout
leur hiver à Amélie, où ils trouveront les avantages
combinés d'une bonne station d'hiver et d'une médication hydrosulfureuse très ménagée et prolongée pendant
toute une saison [1]. »

On reprochera peut-être aux eaux d'Amélie leur faible
minéralisation ; mais ce défaut est, à nos yeux, une qua-
lité, puisqu'il permet de les administrer, non point impu-
nément mais avec moins de danger, pendant une durée
plus longue, car elles sont plutôt sédatives qu'excitantes.
Et puis, un malade qui a supporté leur action pendant
une longue saison peut et doit, fort de cette accoutumance, essayer celle des sources plus actives, telles que
Cauterets, Aix, ou la Bourboule, etc. ; c'est du moins le
conseil que nous donnons à nos malades.

Le long séjour que fait le malade dans la station lui
permet de se reposer après sa cure pendant un certain
temps. « En buvant son dernier verre d'eau minérale à
la source , le malade qui s'apprête à rentrer chez lui n'en
a pas fini avec la médication. Les effets de la saison ne
sont pas toujours immédiats, instantanés : loin de là ;
que de fois ne les a-t-on pas vus se prolonger pendant
deux à trois mois ! Aussi, en reprenant ses affaires et ses
occupations habituelles, ne doit-on pas perdre de vue que
l'on reste soumis à une action thérapeutique, et que
l'extrême fatigue ou les excès peuvent déterminer des

---

[1] Foussagrives ; *Traité de thérap. appliquée*, tom. II, pag. 47.

secousses physiques qui neutralisent complètement les résultats de la saison des eaux [1] ».

Oui, il faut bien savoir que les actions d'un traitement thermal sont loin d'être épuisées au moment où il est achevé. On peut même dire que souvent ce n'est qu'alors qu'elles commencent. Et c'est à ce moment décisif, qui exige une vie calme et paisible, que le malade, la cure faite, la conscience tranquille, rentre chez lui pour reprendre sa vie habituelle, ses occupations et ses soucis, ses plaisirs et ses distractions. Croit-on que les actions essentielles altérantes, reconstituantes, résolutives, qui se poursuivent au-delà du traitement, puissent être aidées par cette fatigue de la vie? et n'est-il pas préférable, pour le malade, de les laisser se produire, de ne pas en contrarier l'évolution en restant au repos dans la station?

De même pour les actions superficielles, locales, qui se produisent pendant la cure (substitutives ou sédatives par exemple) : ne seront-elles pas plus favorisées par une cure suivie avec prudence et sans secousses morales ? Un traitement thermal ne doit pas être *subi* pendant une courte période, ni agrémenté de parties à cheval, de baccarat, ou de soirées passées dans l'atmosphère viciée des salons : l'excitation seule, tel est le résultat d'un traitement fait dans ces déplorables conditions. Savoir faire une cure, longue, interrompue; savoir se reposer pendant et après cette cure : tel est le *sine qua non* d'une bonne cure hydrologique pour qu'elle détermine de bons résultats thérapeu-

---

[1] Legrand du Saulle : *Étude médicale sur Contrexéville.*

tiques, bien rares à cause du mauvais vouloir des malades.

CARACTÈRES PARTICULIERS DES EAUX D'AMÉLIE.

Le cadre de cette Notice ne comporte pas l'étude des caractères généraux des eaux sulfureuses, et nous renvoyons pour cela aux traités spéciaux ; nous dirons cependant quelques mots des caractères particuliers de celles d'Amélie.

Elles sont à base de sulfure de sodium, d'une thermalité élevée (36° à 64°), d'une sulfuration moyenne et d'une alcalinité très prononcée. Elles renferment par litre une moyenne de sulfure de sodium de 0,0088 à 0,013, du chlorure de sodium, des sulfates, des carbonates, de la soude, de la chaux, de la magnésie, de la lithine, de la silice et des silicates, enfin des matières organiques (barégine ou glairine et sulfuraire) et du gaz azote.

Elles sont des plus abondantes, ce qui explique leur emploi au chauffage de certains appartements, aux usages domestiques et à l'arrosage public.

Les eaux d'Amélie s'altèrent facilement au contact de l'air, ce qui rend leur transport impossible : elles dégénèrent. Le sulfure de sodium disparaît, pour faire place d'abord à du sulfite et à de l'hyposulfite de soude, selon toutes les apparences, et plus tard certainement à du sulfate de soude ; cette transformation dépend du reste de la rapidité avec laquelle elles subissent le contact de l'air. Quoi qu'il en soit, on est obligé de faire refroidir une partie de l'eau minérale dans de grands bassins pour mitiger l'eau sulfureuse sortant du griffon à une température trop élevée ; on a alors une eau dégénérée et alcaline, dont les propriétés sont très-analogues à celles des eaux sulfureuses.

On sait que c'est Filhol qui a appelé ces eaux, eaux dégénérées, parce que le sulfure y fait place à des carbonates, à de l'hyposulfite, à du sulfite et à du sulfate de soude. «Ces eaux, dit-il, ne possèdent plus ni l'odeur ni la saveur des eaux sulfureuses, et pourtant l'expérience montre qu'elles agissent comme si elles contenaient encore une combinaison de soufre analogue à celle qui existe dans les sulfureuses ».

Nous lisons dans la brochure sur *Amélie*, du Dr Bouyer, le passage suivant : « Plusieurs médecins se sont occupés de l'action des eaux dégénérées ; ils s'accordent presque tous à reconnaître à ces eaux des propriétés à peu près analogues à celles des eaux sulfureuses. Astrié, qui a étudié spécialement l'action physiologique et thérapeutique des sulfites et des hyposulfites, a reconnu que ces sels agissent de la même manière, qu'ils sont rapidement absorbés, qu'ils exercent sur les matières mucoïdes et albuminoïdes la même action fluidifiante que les sulfures, mais à un moindre degré, et enfin que l'excitation qu'ils produisent dans l'économie est moins marquée que celle qu'on observe après l'absorption du sulfure.»

C'est aussi l'opinion de Durand-Fardel, qui croit que l'eau dégénérée est mieux tolérée que l'eau sulfureuse,

Nous avons, pour notre part, remarqué ces effets et constaté les succès dus à l'administration sage et prudente de nos eaux, dus autant à leur action sédative qu'à une excitation que nous aurions pu produire par leur abus, mais que nous ne cherchons jamais à obtenir.

ACTION SUR L'ORGANISME.

Car il ne faut pas croire que leur action soit dépourvue toujours d'excitation : prises avec abus ou contre-indications, elles produisent de fâcheux résultats sur l'homme sain comme sur l'homme malade. Cette action physiologique se traduit avant tout par une légère stimulation sur tous les systèmes de l'économie et dégénère en excitation plus ou moins grande suivant le mode d'emploi, d'application, et surtout suivant le tempérament du sujet qui les prend.

ACTION SUR LES VOIES DIGESTIVES. — Appétit, facilité de la digestion ; stimulation de l'intestin au début ;—plus tard, crampes, éructations nidoreuses, anorexie, coliques, diarrhée,.... stomatites, hémorrhoïdes.

ACTION SUR LE SYSTÈME CIRCULATOIRE. — Au début, accélération passagère des mouvements du cœur suivie bientôt d'une sédation remarquable. Il faut que le sujet soit bien impressionnable ou que la cure soit bien active pour que cette excitation du début se maintienne et donne lieu à la fièvre thermale.

ACTION SUR LES VOIES RESPIRATOIRES. — A la stimulation générale vient se joindre, dans ce cas particulier, celle qui est due à l'élimination par la muqueuse pulmonaire des principes sulfurés, qui ne sont pas tous détruits dans le torrent circulatoire. On comprend donc que cette stimulation peut devenir facilement congestive, inflammatoire et surtout hémorrhagique ; il faut donc s'en tenir à une action sur cette muqueuse purement topique.

ACTION SUR LE SYSTÈME NERVEUX. —Au début, les phénomènes observés sont : une lassitude générale et une agitation nerveuse se traduisant, soit par l'insomnie, soit par une tendance au sommeil ; puis repos et bien-être. L'intolérance du traitement provoquera la céphalalgie, les cauchemars, les névralgies, etc., etc.

ACTION SUR LES ORGANES GÉNITO-URINAIRES.—Ici aussi, stimulation du début produisant la polyurie et quelques dépôts sédimenteux amenant un retour de cystite ou de blennorrhées anciennes, provoquant des érections, des pollutions nocturnes, ainsi qu'une avance dans l'apparition du flux menstruel ; mais tout cela se calme vite.

ACTION SUR LA PEAU.—— De même, l'action sur la peau se manifeste par une excitation périphérique (transpiration, démangeaison, éruptions variées, poussée ; retour d'une ancienne diathèse qui était restée latente jusque-là, etc.).

Par ce rapide examen, nous voyons que les premiers effets des eaux d'Amélie sont une légère stimulation des diverses fonctions, ordinairement suivie d'une tolérance

parfaite chez la plupart des sujets et même d'une sédation remarquable.

PHÉNOMÈNES DE SATURATION.

L'intolérance, au contraire, chez les sujets trop impressionnables, ainsi que la saturation chez ceux qui font un
abus intempestif du traitement, se traduisent de plusieurs
manières et amènent :

LA FIÈVRE THERMALE, qu'il n'est jamais utile de provoquer et que nous évitons, pour notre part, presque toujours
par notre traitement ménager ;

LA POUSSÉE A LA PEAU ;

L'HÉMOPTYSIE, dont l'effet moral est si désastreux chez
le malade. Il nous a été donné bien rarement d'observer
ce genre d'accident, et nous croyons que son peu de
fréquence est dû autant aux qualités sédatives de nos eaux
qu'à la prudence avec laquelle nous les administrons.

De ce que nous venons de dire, on peut conclure que
l'action des eaux d'Amélie, semblable à celle des eaux sulfureuses, est profonde et générale. Cette action est complexe : tantôt reconstituante, elle aide à remonter l'organisme autant par la stimulation de toutes les fonctions
que par la sédation qu'elle produit sur le tempérament ;
tantôt révulsive, ou dérivative, ou substitutive, elle est
dans d'autres cas résolutive ou altérante, comme nous le

verrons plus loin, et aide ainsi le malade à se débarrasser de son affection chronique.

MODES D'ADMINISTRATION.

L'eau, prise en boisson et à dose modérée, produit peu d'excitation, tout au plus une légère intolérance du côté du tube digestif et du système nerveux ; elle provoque une certaine augmentation de la toux et de l'expectoration chez les bronchitiques ; mais ces phénomènes s'atténuent et disparaissent de bonne heure. Ce mode d'administration offre à l'absorption le soufre sous une forme plus douce, plus assimilable et tout aussi active cependant. Aussi n'hésitons-nous pas à le placer au premier rang dans la thérapeutique sulfureuse et presque toujours nous en contentons-nous dans le traitement des affections pulmonaires.

On demandera aux bains une excitation générale dont l'intensité variera suivant leur durée, leur thermalité et surtout la source qui sert à les alimenter.

Enfin les douches générales amènent un plus grand retentissement sur l'économie, et, quand elles sont locales, produisent une plus grande action, puisque celle-ci peut être limitée.

Nous n'entrerons pas dans la description des établissements thermaux ; nous renvoyons pour cela à l'article de Rotureau, du *Dictionnaire des Sciences médicales*.

Disons seulement que dans les établissements civils on peut faire une cure consistant en bains généraux (de baignoires ou de piscine) d'eau sulfureuse pure ou mitigée d'eau alcaline ou ordinaire, suivant les indications ; demi-bains, bains de vapeur, bains de pieds à eau courante, remplaçant souvent la douche, qui peut être contre-indiquée ; douches de toutes sortes, résolutives, révulsives, thermales ou froides, permettant l'hydrothérapie en plein hiver, écossaises ou jumelles, avec une pression de 15 mètres ; douches de vapeur ; gargarismes, pulvérisation et inhalation dans les galeries.

Ici un desideratum, qui sera bientôt comblé, espérons-le : c'est l'absence de humage, qui joint à l'avantage de soustraire le malade à l'action de l'humidité et d'un air confiné, vicié, des anciennes salles d'inhalation, celui de présenter les vapeurs sulfhydriques dans leur pureté native.

Mais, au risque de nous répéter, nous ne pouvons nous empêcher de déplorer l'infériorité de nos établissements, comme organisation balnéaire, devant ceux des autres stations. Les propriétés de nos eaux, sans être incomparables, sont du moins sérieuses et méritent qu'on les prescrive plus souvent, surtout en boisson, comme notre expérience nous le prouve tous les jours. Il est certain qu'une organisation bien comprise, moderne et intelligente de nos thermes, attirerait le monde des malades. Nous exprimons ici le désir de voir les propriétaires des deux établissements rivaux secouer leur nonchalance et leur apathie, et employer leur rivalité bien platonique à la création de thermes de premier ordre. C'est pour eux un devoir que leur imposent et leurs traditions de famille et leur philanthropie bien connue [1].

ACTION THÉRAPEUTIQUE DES EAUX D'AMÉLIE.

Quelles sont les affections qui peuvent être heureusement modifiées par les eaux d'Amélie? Nous avons cru bon, pour répondre à cette question, de faire la classification suivante : les affections qui tirent un avantage de la cure climatérique et de la cure thermale à la fois, celle-ci étant un précieux adjuvant de celle-là, et réciproquement ; les affections pour lesquelles le traitement thermal est seul indiqué.

Les premières sont : les diathèses scrofuleuse, rhumatismale, avec leurs localisations ; la tuberculose et les autres affections catarrhales des voies respiratoires.

Les secondes sont : la diathèse herpétique, les affections

---

[1] Au moment de mettre sous presse, nous apprenons avec la plus légitime satisfaction que les propriétaires des Thermes Pujade ont pris une décision conforme aux désirs si unanimes de la population intelligente et tant de fois exprimés par les étrangers : ils vont apporter à leur établissement thermal des aménagements nécessaires et utiles, dont le public leur sera sans aucun doute reconnaissant.

Il serait à souhaiter que le propriétaire des Thermes Romains apportât aussi à son établissement des modifications tout aussi utiles. Nous voudrions, pour notre part, pouvoir le remercier publiquement pour une transformation de première nécessité, qui est, à nos yeux, tout simplement une œuvre d'utilité publique, et par cela même mérite de tenter la générosité de cette haute personnalité.

utérines, les catarrhes de la vessie, la syphilis, les paralysies et les affections chirurgicales.

Tel est le plan que nous suivrons.

I.

DIATHÈSE SCROFULEUSE.

Le lymphatisme et la scrofule indiquent toujours l'eau
minérale, a dit Durand-Fardel. Les eaux sulfureuses raf-
fermissent la constitution, combattent l'anémie, le lymphatisme et font disparaître ou rendent stationnaires les
manifestations scrofuleuses. Leur action n'est certainement pas aussi profonde que celle des eaux chloruro-
sodiques : elles agissent plutôt sur les manifestations de la
diathèse que sur la diathèse elle-même ; mais néanmoins
leur administration prolongée *intus et extra*, surtout
quand elle sera jointe aux bonnes conditions hygiéniques
et climatériques de la station, en fait une médication
puissante. Durand-Fardel a fait ressortir l'importance du
changement de climat et de milieu dans le traitement de
la scrofule. « Plus un scrofuleux se trouvera éloigné, dit-
il, des conditions parmi lesquelles ou sous l'influence desquelles la constitution se sera développée dans un sens
vicieux, plus il aura des chances de voir sa santé prendre
une direction meilleure, et plus les traitements suivis au
milieu de ces conditions nouvelles auront de prise sur lui.

» Ce sont précisément de telles conditions que nous présentent la plupart des stations thermales sulfureuses
appartenant à des régions montagneuses et méridionales.

Transportez un scrofuleux des plaines basses et humides du nord, ou du sein d'une grande ville dans les montagnes des Pyrénées : quelle influence bienfaisante[1] », surtout si le traitement climatérique peut y être joint au traitement minéral, comme à Amélie !

Par leur thermalité élevée, par leur minéralisation, ces eaux déterminent une vive excitation de la peau, une élimination critique de ce côté et une action dépurative dans les principaux appareils de sécrétion. Les indications dépendent des conditions générales de l'organisme, de l'âge du sujet, de la forme, du siège et de l'ancienneté des manifestations. Les manifestations cutanées et catarrhales sont admirablement amendées (scrofulides, catarrhe nasal, de l'oreille moyenne et externe); les adénites chroniques, les localisations sur le tissu osseux (périostites, arthrites, tumeurs blanches) sont modifiées. Les enfants éprouvent une amélioration plus franche que les adultes ; il en est de même des sujets présentant un caractère général de faiblesse et d'atonie franche.

Dans les arthrites et ostéites profondes, les eaux chloruro-sodiques peuvent n'être pas sans danger : il est plus prudent de tâter la susceptibilité du sujet, des parties malades qui sont le siège d'un travail inflammatoire en voie d'activité, et de débuter par des sources peu excitantes comme les nôtres ; de telle sorte que beaucoup de malades qui n'auraient pu supporter un traitement chloruro-sodique au début peuvent, après cette accou-

---

[1] Durand-Fardel ; *Traité thérapeutique des Eaux minérales.*

tumance thermale, affronter, en partant d'Amélie, une cure dans une station sulfureuse plus minéralisée, telle que Cauterets, Aix, ou une eau chloruro-sodique, ou bien encore la Bourboule. Ces dernières cures seront le complément sérieux et indispensable de la nôtre.

Le traitement thermal consiste en eau, en boisson, en bains généraux de baignoire ou de piscine, dont on augmente progressivement la température et la durée.

Si la lésion est toute locale, si elle ne provoque pas une réaction générale trop intense, ou si elle ne se rattache pas directement à une cause générale, on l'attaquera par la douche, qui ne dure que quelques minutes et ne frappe qu'une partie limitée, en amenant dans cette partie plus d'excitation (arthrite chronique... par exemple).

Une contre-indication absolue au traitement réside dans une longue suppuration, dans un état cachectique avancé, dans un état fébrile ; il faudra remettre à un temps plus opportun un traitement qui produirait actuellement de fâcheux résultats.

DIATHÈSE RHUMATISMALE.

La diathèse rhumatismale est bien, de toutes, celle qui s'accommode le mieux des eaux minérales, de quelque nature qu'elles soient, pourvu que la condition de haute température soit réalisée. Quel est le praticien qui n'a pas obtenu dans certains cas de rhumatisme simple accidentel une amélioration par les bains de vapeur ordinaire?

Mais, on le sait, la thermalité ne suffit plus quand on se trouve en présence d'un rhumatisme diathésique, constitutionnel, implanté sur un terrain favorable à ses récidives ; ou bien encore quand on a affaire à des manifestations chroniques, lesquelles se produisent en grande partie sur les parties fibreuses et musculaires, mais aussi sur les viscères, les muqueuses, etc. On comprend par là que le principe rhumatismal est susceptible d'entraîner des altérations organiques que l'eau chaude ne peut pas prévenir ni modifier, et qu'il faut s'adresser alors à une eau minérale.

Les eaux d'Amélie sont spécialement indiquées dans les cas de rhumatisme vraiment diathésique, parce que le type de la constitution rhumatismale est un mélange de constitution lymphatique et névropathique. Nous pouvons rappeler le tableau que fait Vidal (d'Aix) du rhumatisant : « teint pâle, regard peu animé, craignant le froid; peau flasque et couverte souvent d'une sueur visqueuse froide ; présentant des palpitations, de l'oppression ; anémique, s'enrhumant facilement..., etc. »

De même, elles sont ordonnées avec profit aux sujets mous, lymphatiques, scrofuleux, chez lesquels le rhumatisme s'est implanté, peu douloureux mais opiniâtre, et s'est fixé de préférence sur les articulations produisant des indurations, des engorgements dans les tissus, des tumeurs blanches.

Nous verrons plus loin que la diathèse herpétique est modifiée par nos eaux : on comprend donc que l'union de cette diathèse au rhumatisme est aussi une indication à la cure thermale. Il en est de même pour les cas de syphilis associée à l'arthritis.

Les localisations demandent une grande prudence de la part du médecin traitant. Si le traitement peut être poussé activement et avec succès dans ces formes stationnaires, telles que engorgements péri-articulaires, altérations intra-articulaires, hydarthrose, etc., localisations sur un nerf, le sciatique par exemple, sans trace d'irritabilité ni d'acuité, il ne saurait en être autrement dans d'autres formes illégitimes, suivant l'expression de Durand-Fardel, c'est-à-dire dans les localisations sur les organes, telles que : bronchites, laryngites, affections gastriques, intestinales, ou bien encore dans la forme vague généralisée, ou encore avec une complication cardiaque peu avancée ; car le rhumatisme peut souvent se manifester de cette façon, commme l'a si bien décrit Besnier, dans un article *Rhumatisme*, du *Dictionnaire des Sciences médicales*. En un mot, tout rhumatisme articulaire demandera un traitement prudent et sobre, par suite peu excitant, pour éviter toute action perturbatrice [1].

Nous posons comme contre-indications absolues au traitement : l'état fébrile, la période aiguë des douleurs,

---

[1] Nous croyons en effet que la contre-indication formelle d'une cure, autrefois posée par suite de l'existence d'une affection cardiaque, a lieu d'être modifiée dans ce qu'elle a de trop exclusif. Quand la lésion est peu avancée, récente, on peut, avec des précautions qui atténuent le peu d'excitation de nos eaux, en rendre l'administration efficace et dépourvue de dangers.

les complications cardiaques avancées, les épanchements dans les séreuses péricardique et pleurétique.

Nos eaux produisent peu d'effet dans les formes suivantes : le rhumatisme qui se développe sur les sujets nerveux et excitables, s'accompagne de douleurs essentiellement mobiles, sans altérations organiques, et envahit de préférence le système nerveux, ainsi que le rhumatisme qui se lie au mauvais état des voies digestives chez les dyspeptiques. A la première forme nous n'hésiterons pas à conseiller Lamalou, à la seconde Vichy.

Si quelque malade à tempérament névropathique réclame de nous dans la station un conseil à se sujet, nous lui prescrivons simplement des bains d'eau dégénérée, alcaline et de courte durée, et proscrivons d'une manière absolue tout traitement plus actif. A cette condition unique, nous n'avons pas de recrudescence et obtenons bien souvent une sédation marquée.

Ceci nous amène à donner notre opinion au sujet de l'action de nos eaux sur la goutte. Quoique sédatives, nous ne croyons pas cependant que cette action soit favorable à cette affection ; aussi nous abstenons-nous de la traiter ici. Mais cette contre-indication ne s'applique pas à ces formes que le commun a réunies sous le nom de rhumatisme goutteux, caractérisées par un manque de douleurs peu vives, par une tendance à la déformation des petites articulations ou par un épanchement dans l'intérieur d'une grosse articulation : ces variétés sont admirablement amendées et modifiées par une cure énergique faite dans la station.

Bains, douches, étuves, eau en boisson : tels sont les moyens balnéothérapiques sur l'emploi desquels nous n'insistons pas, car ils rentrent dans le cercle des pratiques locales et dépendent, pour leur emploi, du caractère de chaque cas. Bien souvent, l'application du traitement détermine au début, soit une recrudescence, soit un retour des symptômes douloureux ; et comme, à nos yeux, cette excitation n'est pas utile, il faut savoir susprendre ou modifier la cure dans la durée, la température des douches, des bains, etc.

AFFECTIONS DES VOIES RESPIRATOIRES.

Au point de vue des résultats obtenus par la médication thermale à Amélie dans les affections catarrhales des voies respiratoires, nous étudierons successivement la bronchite chronique, la congestion pulmonaire chronique, la phtisie pulmonaire, l'asthme, la pharyngite et la laryngite chroniques.

1º *Bronchite chronique ou catarrhe bronchique.* — La persistance d'un catarrhe bronchique suffit pour indiquer l'usage des eaux minérales, et les eaux sulfurées sont le médicament spécial, je dirais presque spécifique, de cette affection, qu'on traite avec succès à Amélie, pendant l'hiver notamment. Leur efficacité est due à l'action élective spéciale sur la muqueuses bronchique, qui élimine les principes sulfurés absorbés ; de là, une excitation légère et passagère de cette muqueuse, suivie d'une action vraiment topique et durable, qu'on peut comparer à celle qui est produite par les médicaments béchiques. Mais à cette action locale vient s'ajouter une action générale qui est double, action révulsive par l'excitation des fonctions de la peau et action reconstituante par la modification imprimée à l'état général, le plus souvent atonique et débilité. Dès lors, on comprend que les effets obtenus sont, au début, une augmentation de la toux, de l'expectoration, des douleurs thoraciques, de l'excitation générale, enfin ; puis un calme dans les symptômes locaux et généraux : la toux devient plus facile, moins fréquente ; la sécrétion bronchique se fluidifie, devient séro-muqueuse, et diminue tous les jours de quantité ; en même temps, l'insomnie et l'inappétence, si fréquentes chez les bronchitiques, disparaissent, les fonctions se rétablissent et l'état général devient meilleur.

Ce que nous venons de dire s'applique aux catarrhes bronchiques qui constituent une affection simplement locale et qui doivent leur chronicité à un manque de soins (rhume négligé) ou à des infractions à l'hygiène. Il en est de même pour les sujets susceptibles, impressionnables, qui payent à l'hiver leur tribut par un retour de bronchites : Amélie les aguerrit toujours et modifie leur sensibilité.

Bien plus indiquées sont les Eaux quand le catarrhe bronchique sera relié à une cause générale, constitutionnelle ou diathésique, sous l'influence de laquelle il sera né ou se sera placé.

L'intoxication paludéenne peut donner lieu à des bronchites chroniques. Notre ami et ancien camarade, le professeur Grasset, a fait de cette question, qui peut paraître étrange à certains, le sujet de sa Thèse inaugurale, et a démontré magistralement que ces bronchites ne doivent pas être considérées comme des symptômes secondaires, conséquence de l'accès, mais bien comme des manifestations directes de l'intoxication par le miasme paludéen. Semblables par leur nature aux altérations de la rate, du foie, ces bronchites deviennent chroniques, soit par la répétition des accès, soit d'emblée et sans intermission. Nous verrons plus loin que ce ne sont pas les seules localisations du miasme paludéen sur l'appareil respiratoire.

Les principales diathèses : l'herpétisme, la scrofule et l'arthritis, peuvent compliquer le catarrhe primitivement local, ou aider à son développement, ou bien le faire naître. Dans ces divers cas, l'action des eaux d'Amélie produit les meilleurs effets, car à l'action que nous avons relatée plus haut s'ajoute une autre action plus constitutionnelle, altérante, qui s'adresse à la diathèse elle-même. « La réunion de ces états diathésiques dans la production complexe de certains catarrhes ne peut que fortifier l'indication des eaux sulfureuses. Efficaces dans les trois diathèses morbides qui produisent et surtout entretiennent l'état catarrhal, mieux que toutes les autres, ces eaux peuvent convenir aux diverses formes de catarrhe, et cela est si réel que maladies catarrhales et eaux sulfureuses s'associent toujours dans la pratique thermale, sans qu'on s'inquiète trop de leur nature [1]. »

---

[1] Astrié ; voir Durand-Fardel, *loc. cit.*

Les effets obtenus sont curatifs dans les catarrhes liés
à la scrofule et à l'herpétisme ; ils sont surtout palliatifs
dans ceux qui ont pour note l'arthritisme. Avec cette
dernière forme, il faut être prudent dans le traitement,
ne pas le poursuivre trop activement, à cause de la tendance aux congestions que présente l'arthritique.

Il faudra aussi compter avec le tempérament nerveux
du sujet, avec l'ancienneté et surtout l'abondance de la
sécrétion, qui demande à ne pas être brusquement
supprimée, notamment chez le vieillard, où elle est devenue, sous l'empire d'une longue habitude, une condition
inhérente à l'organisme, tout en produisant une vraie
cachexie. Le traitement devra tendre à atténuer graduellement, à supprimer progressivement, ou bien à ramener
seulement chez le vieillard, à des proportions toléra-
bles, la sécrétion bronchique.

De même, l'emphysème étendu, le catarrhe généra-
lisé, la tendance aux recrudescences aiguës à tout pro-
pos, la disposition aux congestions et aux engorgements
pulmonaires, demanderont des ménagements dans le
traitement. Et ces indications sont très bien remplies à
Amélie, où le malade peut faire une cure longue hiver-
nale et suivre un traitement minéral dont l'administration sera modifiée suivant les différentes formes de l'affection et suivant les sujets.

Ajoutons que la thérapeutique usuelle, à laquelle le
catarrhe se montrait auparavant rebelle, pourra être
reprise avec succès pendant le séjour dans la station.

Une contre-indication absolue au traitement réside

dans les complications suivantes du catarrhe : affection organique, concomitante ou productrice de la bronchite, du cœur et des gros vaisseaux ; — affections des centres nerveux ; — névroses ; — état fébrile, et en général tous les accidents aigus pendant lesquels il faudra suspendre le traitement.

2º *Congestion pulmonaire chronique.* — La congestion pulmonaire chronique, qui survient à la suite d'accidents aigus plusieurs fois renouvelés, ou de fièvres éruptives (rougeole, dothiénentérie), ou de coqueluche, éprouve une réelle amélioration d'un séjour à Amélie et d'une cure sulfureuse.

Il en est de même pour la pneumonie chronique, qui, tour à tour niée et acceptée, mérite de prendre place dans la nosologie. Nous n'avons pas à apprécier quelle était la meilleure de ces deux théories, qui admettaient, avec Laënnec, Andral, etc., la rareté de cette affection ; avec Broussais, au contraire, sa fréquence. Pour nous, elle existe, et nous croyons qu'une cure sulfureuse faite à temps peut bien souvent enrayer des accidents graves et prévenir aussi l'éclosion de la diathèse tuberculeuse.

Le traitement n'agira pas seulement sur la lésion pulmonaire, mais aussi sur les causes qui entretiennent l'affection, telles que : alcoolisme, faiblesse des sujets, vieillesse, lesquelles augmentent la tendance à la chronicité ; les diathèses syphilitique, scrofuleuse, herpétique et arthritique ; l'intoxication paludéenne enfin, qui produit, comme l'a démontré Grasset, des pneumonies

chroniques au même titre que les bronchites chroniques, et qui se caractérisent par la sclérose.

3° *Tuberculose.* — L'unité de la phtisie est à peu
près universellement admise; les travaux de Grancher,
Hérard et Thaon, ceux de Charcot, ont nettement démontré la nature tuberculeuse de la pneumonie caséeuse.
L'œuvre de Laënnec est donc reconstituée au point de
vue nosologique, après avoir été si attaquée. Mais si
anatomiquement la phtisie est une, il y a par contre,
au point de vue physiologique, différentes manières
d'être phtisique, de même qu'au point de vue étiologi-
que diverses causes peuvent engendrer cette affection.
En cela, la doctrine de Pidoux, si exagérée et pour cela
attaquée avec vigueur, a du vrai cependant, et elle porte
ses fruits au lit du malade. En effet, la clinique tend de
plus en plus à varier la thérapeutique de la phtisie
suivant ses causes et notamment ses variétés diathésiques; et, puisqu'on admet, avec juste raison, une phtisie arthritique, scrofuleuse, le traitement dans ces divers
cas ne doit-il pas être antiscrofuleux, antiarthritique ?
Et d'abord, la phtisie est-elle curable ? A cette question
posée autrefois, les anciens auraient répondu par la
négative. Aujourd'hui, le monde médical revient, avec
juste raison, sur un pronostic aussi fatal, et, suivant en
cela l'impulsion donnée par Jaccoud et les autres auteurs, admet comme possible la curabilité, dans certains
cas, de cette terrible affection. Tout en désirant la confir-
mation de la découverte de Toussaint, qui dit avoir trouvé

le microbe de la tuberculose, nous pouvons affirmer aujourd'hui que la phtisie, dans l'état actuel de la science, *est curable plus ou moins*. C'est peu, mais c'est beaucoup quand on se rappelle le scepticisme de ceux qui nous ont précédés. Certes, le tubercule ne peut pas disparaître ni rétrograder, mais il peut s'éliminer ; il peut suspendre son évolution et rester à l'état de granulation grise ou jaune, ou bien encore subir la transformation crétacée ou fibreuse ; et cette curabilité peut se produire à toutes les périodes, dans toutes les formes de la phtisie.

Le soufre jouit, dans le traitement des affections chroniques de la poitrine, d'une réputation séculaire que les eaux minérales sulfureuses partagent avec une juste raison.

Il en est des eaux d'Amélie comme des autres et comme des médicaments employés contre la tuberculose : elles n'améliorent pas le tubercule, contre lequel elles ne peuvent rien, mais le malade et l'état de ses poumons. Si elles ne sont pas un médicament de la diathèse, si elles ne sont pas des spécifiques, elles jouent cependant un rôle considérable dans la thérapeutique de cette affection en remplissant le rôle de médicaments morbides.

Elles exercent en effet une action reconstituante sur l'état général, sur l'hypotrophie constitutionnelle ; elles exercent une action altérante sur les états morbides constitutionnels (lymphatisme, scrofule, herpétisme, etc.) ; enfin et surtout elles atténuent et améliorent les lésions pérituberculeuses, en diminuant ou tarissant les sécrétions bronchiques qui épuisent les malades, en modifiant la muqueuse bronchique et la membrane pyogénique des cavernules.

On comprend que l'action des Eaux en général ne peut qu'être augmentée quand les bonnes conditions climatériques et hygiéniques peuvent doub'er le bénéfice de la cure thermale ; car tout ce qui agit favorablement sur la muqueuse bronchique, qui atténue sa susceptibilité à se congestionner, tout ce qui prévient les fluxions accidentelles et résout l'état catarrhal, exerce par suite une action sur le tubercule lui-même, dont la marche ne peut qu'être aggravée et précipitée par ces divers états. De plus, les eaux sulfureuses, en étant résolutives des altérations profondes du tissu pulmonaire, rendent ainsi à l'hématose des surfaces perdues pour elle et permettent aux lésions pulmonaires do se limiter et de s'enrayer.

D'ailleurs, la preuve de leur activité, de leur puissance, n'est-elle pas, il faut le dire, dans le danger qu'elles présentent souvent ? ce qui a fait dire à Peter qu'elles n'étaient indiquées que chez les tuberculeux catarrheux, et qu'elles agissaient alors comme sur les autres catarrheux. Mais leurs effets déplorables, dus toujours à un usage intempestif ou mal compris, ne prouvent rien contre leur utilité incontestable dans beaucoup d'autres cas. Il en est des eaux minérales comme de toutes les médications énergiques qui ont leurs indications et leurs contre-indications, leurs détracteurs et leurs défenseurs.

Il faut, quand on les prescrit, avoir en vue le principe qui doit toujours guider en thérapeutique : *primo non nocere*, et se rappeler que l'écueil dans leur administration est dans l'irritation qu'elles peuvent provoquer et qui, dépassant leur mode d'action, peut aller jusqu'à l'hémoptysie. Ce mode d'action, quel est-il ? Pour les uns, c'est un effet substitutif; pour Pidoux, les sulfureux ne guérissent la phtisie que par un mécanisme d'équivalence pathologique, c'est-à-dire en rappelant les maladies chroniques qui l'ont produite : ils seraient donc des excitateurs de l'herpétisme, scrofule, arthritisme, syphilis, et ne seraient utiles qu'en réveillant les états morbides antagonistes de la tuberculose ou modérateurs de ses progrès. Nous nous rangeons à l'avis de Cl. Bernard, qui, démontrant la propriété d'élimination et d'absorption des substances volatiles par la muqueuse pulmonaire, concluait que le soufre absorbé s'élimine en grande partie par cette muqueuse sous la forme d'hydrogène sulfuré, lequel agit comme un médicament topique. Cette action topique, il ne faut pas la dépasser et en aventurer les bons effets par une cure mal comprise.

Disons d'abord que le traitement ne peut se faire que dans la station, et qu'il ne saurait être question de faire la cure sulfureuse à domicile avec de l'eau transportée. « Nous avons trop de respect pour ces médicaments, si complexes et si délicats, que nous offrent les sources minérales, pour admettre qu'ils puissent être suppléés par les sulfureux ordinaires et même par les eaux sulfureuses naturelles transportées, car il reste toujours la thermalité, dût-on écarter la composition. L'eau transportée n'a pas la même action que celle bue *vivante* à la source » (Fonssagrives).

L'eau en boisson constitue la médication essentielle dans la phtisie ; nous la faisons prendre à faibles doses, par cuillerées, pour éviter toute action perturbatrice ; nous coupons la cure d'interruptions méthodiques pour ne pas obtenir cette saturation thermale, plus dangereuse ici que dans aucune autre affection. Et c'est à la condition unique de faire une cure prolongée que nos Eaux, absorbées de cette façon, doivent l'avantage d'améliorer dans bien des cas des états très graves et certainement de ne produire que rarement de funestes résultats.

N'avons-nous pas, pour nous confirmer dans cette opinion, la haute expérience de Pidoux ? « Plus j'observe et je pratique, plus je réduis mes doses , plus je suis convaincu qu'on peut obtenir beaucoup avec peu, et que tout consiste dans l'accommodation. » Et plus loin, pour le cas de phtisie, où l'indication des eaux sulfureuses est positive et où le médicament est bien toléré : « Cette durée (trois semaines) est insuffisante. Si l'on veut précipiter la progression des doses, on risque des accidents ; si on les gradue avec la méthode et la modération nécessaires, on reste au-dessous du besoin. L'idéal, c'est lentement et longtemps[1]. » A plus forte raison quand la médication est difficilement tolérée au début ou bien quand l'aspect des choses se transforme parfois

---

[1] Pidoux ; Études sur la phtisie.

complètement d'une semaine à l'autre, et que les indications changent, par suite, avec l'expression symptomatique.

Alors le tact médical ne suffit plus, il faut aussi une observation journalière du malade ; il faut, de plus, au médecin traitant de la station, des renseignements fournis par le médecin ordinaire, renseignements qui font trop souvent défaut. On ne peut y suppléer qu'en étudiant scrupuleusement le malade, en l'observant régulièment et en lui faisant suivre une cure minérale qui, si elle est plus prudente et plus longue, n'en est que plus certaine au point de vue des résultats cliniques et ne l'expose pas à perdre le chemin si difficilement gagné.

Telle est notre pratique, que nous voudrions voir suivre par tous et sur tous les tuberculeux. La curabilité de la phthisie compterait plus de succès assurément, en général, et en particulier à Amélie, avec des eaux à excitation moyenne, à action sédative, comme les nôtres.

On associe quelquefois l'inhalation au traitement; celle-ci se fait de deux manières : en faisant respirer au malade une atmosphère de vapeurs dans les galeries des bains, ou en lui ordonnant des douches sur les extrémités inférieures, qui, tout en produisant une révulsion souvent salutaire, placent le malade dans une atmosphère sulfureuse imprégnée de vapeurs d'eau, de gaz sulfhydrique et de principes minéralisateurs. Nous préférons ce second moyen au premier, qui présente l'inconvénient de faire respirer au malade un air vicié par le séjour des autres malades.

L'inhalation, a dit le docteur Bouyer, produit une action émolliente par la vapeur d'eau sur la muqueuse bronchique, et une action hyposthénisante et sédative par le gaz sulfhydrique sur les nerfs de la vie organique du poumon. L'inhalation est un agent de désoxygénation agissant à la manière des balsamiques ; elle soustrait à l'action comburante de l'oxygène de l'air les parties vives et enflammées; elle diminue la production du pus et des parties putréfiées ; elle exerce une action destructive sur ces mêmes parties et les empêche d'être résorbées. Par ces différentes actions, elle peut prévenir la cachexie qui se produit quelquefois en dehors de la diathèse, par la résorption des produits tuberculeux amenant l'infection de l'économie.

Ainsi donc, si l'action produite par les eaux sulfureuses, qui profite au catarrhe, peut retentir d'une manière déplorable sur le tubercule, accélérer sa marche et rapprocher le dénouement, il ne faut pas tant accuser les Eaux que l'inopportunité du traitement et reconnaître que dans bien des cas elles produisent une atténuation formelle des symptômes, un arrêt dans la marche et ce qu'on est convenu de nommer un enraiement, par lequel le malade peut vivre longtemps avec ses tubercules.

C'est dans la tuberculose que l'indication particulière doit jouer le principal rôle. Il y a certainement des règles absolues qu'on peut suivre pour choisir une eau minérale; ces règles reposent en premier lieu sur le choix du groupe chimique et en second lieu sur l'unité dans ce groupe chimique : on s'inspirera pour cela des antécédents, de l'hérédité, de la constitution, des conditions particulières de l'existence. Mais l'indication devra être surtout individuelle, inhérente à chaque malade, et, par suite, le traitement minéral subordonné à chaque sujet : on s'inspirera alors de l'état pathologique local, du mode de réaction individuel, des habitudes, de l'état du cœur, de l'irritabilité du malade, etc., etc. Citons des exemples qui viennent à l'appui de ce que nous avançons.

En principe, on le sait, les eaux sulfureuses sont d'autant plus efficaces et tolérées que les lésions sont plus limitées et que le tempérament est moins irritable. Mais ne voyons-nous pas bien souvent des malades, lymphatiques au plus haut degré, scrofuleux, porteurs de lésions localisées, mais sujets à un éréthisme purement local, ne pas pouvoir supporter la moindre excitation thermale, tandis que d'autres, dans un état plus avancé comme étendue et comme profondeur de lésions, ayant même des cavernes, à tempérament excitable et dans la plénitude de leurs forces, retireront d'excellents effets de la cure ? Dans le premier cas, tempérament torpide, lésions peu avancées et intolérance complète cependant de l'organe pour la lésion et le traitement sulfureux ; dans le second cas, éréthisme général, lésions souvent très avancées ou étendues, et cependant tolérance parfaite de l'organe pour la lésion et pour l'eau. Donc, la torpeur générale et l'éréthisme local sont deux éléments qui peuvent exister chez le même malade, avec lesquels il faut compter pour instituer le traitement. Dans ce cas, l'eau en boisson ne pourra pas être absorbée au début ; ce ne sera qu'avec précautions ét après avoir vaincu cette susceptibilité, cette irritabilité locale, après avoir soumis le malade aux inhalations, par exemple, qu'on pourra plus tard donner avec avantage l'eau en boisson.

Dans d'autres cas, l'éréthisme général sera le symptôme dominant et sera simplement accompagné de granulations qui n'ont encore provoqué aucune sorte d'hyperémie circonférentielle ou de voisinage, ni déterminé aucun phénomène stéthoscopique bien caractérisé. Les eaux sulfureuses en boisson ne peuvent être que nuisibles ; mais comme il faut remonter la constitution affaiblie, que d'un autre côté il n'y a pas de fièvre, pas de sueurs, nous croyons que les bains d'eau désulfurée sont une excellente médication, qui réunit au bénéfice de calmer l'excitabilité générale celui d'être un modificateur général constitutionnel que le quinquina, le fer, ne peuvent pas remplacer, parce qu'ils sont trop excitants.

Il en est de même pour la période actuelle : tel malade lymphatique, dont l'éréthisme nerveux ne s'est développé qu'à la deuxième période, aurait pu, à la première ou bien avant encore, tolérer l'eau dont l'usage lui est en ce moment tout à fait contre-indiqué.

Le problème thérapeutique n'est donc pas toujours facile à résoudre. Pour instituer le traitement minéral, nous ne nous inspirons pas seulement de la cause qui a déterminé ou provoqué l'affection, mais aussi du terrain sur lequel celle-ci s'est implantée, et, de plus, des conditions anatomiques par lesquelles elle se manifeste. Éléments nosologiques, physiologiques, anatomiques, tels sont les points de départ qui nous aident à prescrire et nous font modifier chaque jour notre traitement. Une phtisie acquise se développera d'une manière particu-lière suivant qu'elle sera greffée sur un tempérament nerveux, lymphatique ou sanguin. Une phtisie chez un scrofuleux présentera des formes différentes suivant que ce scrofuleux sera un nerveux ou un sanguin. Et, de même qu'une diathèse imprime un cachet particulier à la tuberculose, de même aussi le tempérament modifie à sa manière l'affection, toujours unique comme nature.

Il en est de même pour les lésions anatomiques, dont on doit tenir compte pour le traitement. On se rappellera que la congestion du début peut devenir phlegmasique ou hémorrhagique, et qu'il faut savoir s'abstenir ; qu'au contraire la congestion chronique, qui s'implante plus tard, devient passive et permet une cure plus active; que le catarrhe est la lésion proprement amendable par les sul-fureux. On n'oubliera pas notamment que les lésions vraiment inflammatoires déterminent les formes rapides de la phtisie (pneumonies lobulaires, lobaires) et qu'il faut donc être sobre de cure minérale chez des sujets en-clins à ces manifestations; qu'au contraire la pneumonie caséeuse, sans fièvre (infiltration) ou avec peu d'acuité, autorise un traitement thermal plus énergique.

Ne devra-t-on pas tenir compte aussi de l'étiologie ? Si les eaux sont indiquées en général dans les formes tor-pides, catarrhales, liées à la scrofule de préférence, ou acquises à la suite de tout ce qui débilite (grossesses, lactation, fièvres, alcoolisme, impaludisme, syphilis, misères physiologiques), il faut toujours, dans ces divers cas, tenir compte de l'intolérance du poumon. Celle-ci est notamment grande dans les formes acquises, où le poumon, par suite d'irritations continuelles, de bronchites répétées, et surtout parce qu'il ne possède pas cette accommodation naturelle innée comme chez le tuberculeux héréditaire, ne peut pas supporter facilement une cure sulfureuse au début. Et cependant celle-ci est des plus indiquées, d'abord par l'état général qui est misérable, ensuite par ces bronchites secondaires et généralisées qu'il importe de combattre en vue d'une propagation tuberculeuse. Amélie, par son peu d'excitation et grâce à une cure sage, remplira ces utiles indications.

Il en sera de même pour la phtisie scrofuleuse, qui produit certainement beaucoup de formes acquises et qui, en raison de l'allure donnée à la maladie, a été appelée aussi torpide ; cette torpidité générale cache souvent une irritabilité pulmonaire prononcée. Et si tout est en état d'infiltration, il ne faut pas oublier aussi que la suppuration est en imminence, qu'il y a aussi des lésions secondaires, et qu'enfin ce tout peut être greffé sur un tempérament sanguin ou nerveux : toutes considérations importantes dans le traitement. — Néanmoins, disons vite que la phtisie scrofuleuse, en général, par sa marche lente et essentiellement chronique, par la tolérance parfaite du poumon et de l'organisme, par le manque de paroxysmes, de fièvre, de sueurs, de diarrhée et d'amaigrissement, par ses suspensions indéfinies, est l'idéal de la phtisie à traiter sans avoir à craindre trop d'accidents, tels que hémoptysie par exemple, et qu'en modifiant l'élément principal, le catarrhe, on modifie aussi l'état général constitutionnel.

Ce n'est plus le même tableau quand on se trouve en présence d'une phtisie chez un arthritique ou d'origine arthritique. Ici l'hémoptysie, les poussées, sont fréquen- tes ; les lésions sont bien localisées, mais leur évolu- tion arrive vite au ramollissement et s'accompagne tou- jours de lésions inflammatoires (congestion, pneumonie, aphonie, laryngites). Comment dès-lors pouvoir faire une cure minérale continue ? Ne sera-t-on pas obligé de la suspendre devant ces paroxysmes qui se produisent si souvent ? Et celle-ci ne peut-elle pas les provo- quer ? Pour éviter ce genre d'accidents et obtenir de bons résultats curatifs, il faudra instituer une cure plus prudente encore dans le cas actuel. D'autant que la phtisie arthritique est celle dont le pronostic est le plus bénin, dont la durée est assurément la plus longue, que c'est la forme la mieux traitable. — Amélie réussit tout autant au malade plus phtisique qu'arthritique qu'au malade plus arthritique que phtisique, à la condition expresse que les deux diathèses ne présenteront pas d'acuité.

Envisagé de cette manière, basé sur de telles indica- tions, et surtout fait dans les conditions de lenteur et de prudence que nous recommandons à chacune de ces lignes, le traitement de la phtisie à Amélie par les eaux sulfureuses douces, est approprié en principe à toutes les formes de cette affection, acquise ou héréditaire, arthritique, scrofuleuse..., etc. Il y a cependant des contre-indications absolues que nous devons relater ; ce sont les suivantes.

a. La *fièvre*. Nous ne sommes pas de l'avis de certains hydrologues qui établissent une distinction entre ses diverses formes, distinction qui leur permet, dans certains cas, l'usage de l'eau minérale. Que la fièvre soit diathésique et subordonnée à l'épine pulmonaire ; qu'elle dépende d'un éréthisme vasculaire surajouté, continue ou à accès vespéraux, elle est, à nos yeux, une contre-indication à la cure que nous remettons à un de ces nombreux temps d'arrêt que présente cette affection. Tout au plus faisons-nous une exception pour les cas où la fièvre est due à une vraie septicémie, à l'absorption par l'économie des produits septiques du catarrhe. Alors les eaux sulfureuses, tarissant ce dernier, diminuent l'infection et abattent par contre-coup la fièvre.

b. La *diarrhée chronique*.

c. Les *sueurs trop abondantes*.

d. La *dissémination* dans les deux poumons des tubercules et, à plus forte raison, leur envahissement complet.

e. La *phtisie sèche*, nerveuse, généralisée, ayant eu déjà des manifestations sur l'intestin, la plèvre, le poumon, le larynx, et qui, torpide dans le cas actuel, est toujours prête à évoluer en phtisie aiguë.

f. La *troisième période* accompagnée de cachexie.

g. La *phtisie laryngée*.

h. La *saison d'été* avec ses chaleurs caniculaires de juillet et d'août, qui enlèvent l'appétit, augmentent la

tendance aux sueurs nocturnes et ne peuvent qu'accroître la débilité générale. Les diarrhées, d'un autre côté,
surviennent plus facilement et ne peuvent qu'interrompre
le traitement. C'est donc une grande erreur que d'envoyer les phtisiques faire un traitement thermal à une
époque de l'année qui leur est la plus funeste comme
mortalité, et ensuite pendant laquelle la cure est moins
bien tolérée et moins facile.

L'automne est au contraire la saison de l'année qui
offre à la phtisie la rémission la plus marquée dans sa
marche, c'est à cette époque qu'on observe l'apaisement
dans les éruptions ou poussées tuberculeuses. Pourquoi
ne pas profiter de cette indication fournie par la nature,
en venant faire une cure automnale à Amélie, qui sera
bien plus profitable ?

L'État a sanctionné, dans le courant de l'année, cette
opinion, car il vient de supprimer, par décision ministé-
rielle, la saison d'été à l'hôpital militaire pour les affections de poitrine.

En principe, l'opportunité du traitement est en raison
inverse de l'ancienneté de la lésion. Comme traitement
préventif, prophylactique, les services rendus sont les
plus durables, soit que le sujet soit héréditairement voué
à la tuberculose et ait autant besoin d'un climat tonifiant
que d'une cure minérale, soit que la débilité constitutionnelle soit liée à une anémie globulaire ou à des manifestations de scrofule, d'arthritis ou d'herpétis.

Et, à ce sujet, terminons par une remarque importante : tous les praticiens conseillent Cauterets et Bonnes,

parce que ces stations ont des climats toniques de montagne en même temps que des sources sulfureuses ; mais l'action de ces climats ne peut se prolonger longtemps, puisque ce sont des stations estivales où le séjour ne peut être que de quelques jours à peine, deux ou trois mois au plus. Il faut donc trouver, pour le restant de l'année, une station réunissant ces avantages, avec moins d'altitude peut-être. Il n'y a qu'Amélie, croyons-nous, qui puisse remplacer pendant le reste de l'année les stations estivales des autres régions.

4° *Catarrhe laryngé* et *angine chroniques*. — Ces deux affections peuvent exister seules ou compliquer un catarrhe bronchique; elles peuvent aussi être dues, comme ce dernier, à un état constitutionnel et diathésique ou à un refroidissement. On comprendra facilement que le traitement sulfureux, qui est favorable au catarrhe bronchique, le soit aussi à la laryngite ainsi qu'à l'angine. Nous n'entrerons pas dans les détails de cette affection, si bien décrite sous le nom d'angine glanduleuse par Guéneau de Mussy; nous nous contenterons de dire que nous avons bien des fois reconnu l'excellence de nos Eaux dans les enrouements chroniques, les dispositions aux angines, la susceptibilité de l'appareil vocal — dans les cas d'angines liées à l'herpétisme, scrofule (hypertrophie des amygdales).

Le traitement, suivant les indications, pourra être général (bains, douches, inhalation, eau en boisson), ou local (gargarisme, douches sur le pharynx ou extérieurement sur le larynx).

Nous ne parlons pas de la laryngite tuberculeuse et aphonique due à la destruction des cordes vocales dans la phtisie laryngée, qui sont des contre-indications absolues au traitement.

5° *Asthme.* — Nous ne pouvons que citer textuellement ce qu'a écrit le Dr Bouyer dans sa brochure au sujet de l'asthme : « Les services que les eaux d'Amélie peuvent rendre dans les affections asthmatiques se rapportent principalement à l'état catarrhal et aux affections qui dominent parfois l'asthme. Elles n'ont en effet qu'une action indirecte sur le fond de la maladie, c'est-à-dire sur l'élément nerveux ; aussi conviennent-elles plus spécialement à la forme humide, à celle dans laquelle l'élément catarrhal prédomine. »

En effet, modifier le catarrhe et combattre autant que possible l'affection diathésique concomitante (herpétisme et arthritisme), telles sont les indications que peut remplir Amélie ; il ne faut pas lui demander davantage. Et encore, si l'on peut employer un traitement énergique dans les cas de fond herpétique, faut-il être prudent quand l'asthme est lié à l'arthritis.

Quant à l'élément nerveux, l'eau sulfureuse n'a aucune action calmante sur lui : elle ne peut au contraire que lui être défavorable. Et ce qui le prouve, c'est que le traitement doit être suspendu d'une manière absolue pendant l'accès ; tout au plus pourra-t on ordonner avec avantage, quelquefois au début, une douche révulsive pour l'enrayer.

Il est facile de déduire de ce qui précède que l'asthme essentiel, pure névrose de l'appareil respiratoire, est une contre-indication des eaux d'Amélie, ainsi que celui qui est lié à une altération organique du cœur.

Dans les cas d'emphysème vésiculaire, l'amélioration est obtenue par suite de l'action excitante générale et de l'action spéciale exercée sur la muqueuse bronchique, qui aide à réveiller la tonicité des fibres élastiques du tissu pulmonaire.

Le traitement se compose d'eau en boisson qui modifie le catarrhe, de douches révulsives qui décongestionnent l'appareil respiratoire, d'inhalations qui amènent parfois une détente du spasme bronchique, de demi-bains et de bains qui modifient l'état constitutionnel.

II.

DERMATOSES. — DIATHÈSE HERPÉTIQUE.

On sait que les eaux sulfureuses en général sont la médication spéciale des affections de la peau. Celles d'Amélie sont prescrites avec avantage dans ce genre d'affections, et elles répondent à certaines indications qu'il est utile de préciser. Comme sulfurées sodiques, elles réussissent mieux que les calciques, quand on craint l'imminence d'une exaspération spontanée ou une susceptibilité particulière des parties malades. On pourra, en les donnant dégénérées, alcalines ou mitigées d'eau ordinaire, augmenter leur action calmante et les approprier au tempérament du malade ainsi qu'à la forme de l'affection.

Pour déterminer l'application du traitement, on se basera :

a. Sur le degré d'irritation actuel ou habituel de l'éruption cutanée. Ainsi, il faut suspendre le traitement ou ne pas le commencer pendant une exacerbation ; il faut avoir recours aux eaux dégénérées dans les formes irritatives ; il faut être prudent dans les cas de dermatoses humides, anciennes, qui sont devenues par leur écoulement comme une habitude pour le malade, de préférence si le sujet est un vieillard, et craindre une métastase, notamment dans les formes humides, moins rebelles à la cure que les formes sèches.

b. Sur les conditions générales de l'organisme. Il faudra tenir compte du tempérament nerveux, si souvent prononcé, des malades dans cette affection, et de leur impressionnabilité à toute action thermale ; tandis que la constitution lymphatique autorise une cure plus active, bains de piscine, de vapeur, etc., etc.

c. Sur la nature de la constitution ou de la diathèse prédominante.

Ici, nous touchons à une question qui a divisé et divise encore les dermatologues : c'est celle de la classification basée sur la nature spéciale de la maladie cutanée. Cette question n'entre pas dans le cadre de cette étude ; disons cependant que si pour les uns il existe des dermatoses franchement scrofuleuses, arthritiques, herpétiques, et à indications thérapeutiques bien distinctes ; que si pour les autres toutes ces manifestations cutanées sont l'expression d'une affection unique mais variable en intensité et comme sensations morbides suivant le terrain scrofuleux, arthritique, où elles se développent; disons que, malgré toutes ces divergences nosologiques, on est à peu près d'accord pour admettre une classe d'éruptions cutanées spéciale, constitutionnelle, qu'on désigne sous le nom d'herpétis, et dont les manifestations, les herpétides, présentent les caractères suivants : non contagieuses, à lésions diverses, chroniques et à marche envahissante ; récidivant, s'accompagnant le plus souvent d'une sensation de cuisson ou de prurit ; disparaissant sans laisser de traces, et fréquemment héréditaires ou dues encore à une prédisposition spontanée.

Cette affection s'accompagne le plus ordinairement de gastralgies, d'angine granuleuse, de bronchites, de coryzas, d'asthme, etc., de leucorrhée, d'ulcérations superficielles du col, de névralgies principalement faciale et sciatique, etc., etc., toutes ces manifestations pouvant coïncider ou alterner avec les éruptions cutanées [1].

Certains considèrent l'herpétisme comme une forme dérivée ou dégénérée de l'arthritisme, et, par suite, comme un groupe diathésique provisoire.

---

[1] Nous n'entendons pas parler ici de ces dermatoses passagères, symptômes de troubles fonctionnels, d'ingestion de médicaments tels que iodure, copahu, ou d'aliments épicés, d'alcool, grossesse, etc., l'éruption étant due à une irritation gastro-intestinale ou à un trouble fonctionnel, ce qui a fait dire que la peau était le miroir de l'estomac; il suffit de supprimer la cause pour faire disparaître la manifestation, du moins presque toujours.

Cela posé, il est incontestable que les dermatoses ne se présentent pas toujours au médecin sous le même aspect; ce sont précisément ces modifications qui ont donné lieu aux points litigieux.

Il y a des éruptions cutanées caractérisées par l'abondance de leurs sécrétions, par l'épaisseur de leurs croûtes, par l'absence de douleurs et par l'engorgement ganglionnaire. Il en est d'autres qui présentent une coloration violacée, une forme arrondie circonscrite, peu de sécrétion, de la sécheresse même, et surtout une réunion de lésions anatomiques (vésicules, squames, papules), des picotements, avec récidive et complication d'hémorrhoïdes, de calvitie, etc. D'autres au contraire offrent une seule lésion anatomique mal délimitée, s'étendant symétriquement sur le corps, peu de sécrétion, mais un prurit irrésistible souvent, avec des névralgies.

Eh bien! ces dermatoses ne seront pas amendées de la même façon par le traitement minéral, parce que la diathèse qui les a engendrées ou bien parce que le terrain sur lequel elles se sont développées (scrofule, arthritis, herpétis) ne sont pas modifiables de la même manière.

Ainsi, la scrofulide ou la dermatose sur le scrofuleux est rapidement et admirablement amendée par nos Eaux, tandis que celle qui est liée à l'arthritis ne pourra être avantageusement modifiée que par une cure lente et prudente.

Pour ce qui est de l'herpétisme, quoique beaucoup d'auteurs placent l'arsenic comme le premier de ses modificateurs, nous avons vu si souvent son symptôme principal, le prurit, amendé, ainsi que ses autres manifestations larvées (angine, ulcère du col), que nous n'hésitons pas à croire à une influence certaine de nos Eaux sur cette diathèse.

Elles ont une action altérante, constitutionnelle, et une action spéciale sur la peau ; on les ordonne en boisson, bains de baignoire, d'eau sulfureuse, dégénérée, mitigée, piscine, étuves, douches de toutes sortes, etc.

AFFECTIONS UTÉRINES.

La matrice étant un organe qui est le siège de fluxions actives, physiologiques, périodiques, et bien souvent de fluxions inopportunes chez les femmes affectées de maladies utérines ; les eaux minérales ayant pour propriété à peu près constante de faciliter et d'accroître ce travail fluxionnaire, on conçoit facilement les inconvénients qui peuvent accompagner leur application aux affections de cet organe.

Par suite, les eaux sulfureuses doivent être contre-indiquées dans tous les cas où les accidents fluxionnaires existent ou pourraient se produire (âge critique, altérations organiques). De plus, si on les administre, il faut le faire avec parcimonie et éviter une action perturbatrice. Ici donc encore, les indications doivent être des plus rigoureuses; elles seront basées :

a. Sur la *forme de l'affection :* il n'y a que le catarrhe utérin et la leucorrhée qui puissent être modifiés par elles ;

b. Sur l'*état constitutionnel ou diathésique :* c'est à la constitution lymphatique, à la scrofule, à l'herpétisme,que le catarrhe utérin et la leucorrhée doivent le plus souvent leur origine ou leur persistance. C'est dans ces diverses complications que les eaux d'Amélie, comme toniques peu excitantes ou comme dégénérées sédatives, seront employées avec avantage sous forme de bains frais ou tempérés, avec lotion ou injection vaginale pendant la durée du bain, mode que nous préférons à la douche vaginale, que, pour notre part, nous proscrivons d'une manière absolue. Si l'eau prise en boisson peut modifier l'état général, le bain a une action plus importante, car il agit directement sur l'affection en modifiant les surfaces, en résolvant les engorgements et en atténuant, par contre-coup, ces accidents névropathiques qui compliquent bien souvent les maladies des organes génitaux de la femme.

C'est dans le cas actuel que les eaux dégénérées et mitigées, en vertu de leur action sédative, sont ordonnées avec profit aux malades, car on sait combien la douleur dans les affections congestives peut augmenter la fluxion; il importe donc de combattre cet élément névropathique et en même temps de faire agir les fonctions cutanées pour amener une action révulsive salutaire.

En terminant, disons que Guéneau de Mussy, dans sa clinique sur l'herpétisme utérin, recommande particulièrement notre Station.

AFFECTIONS CATARRHALES DES VOIES URINAIRES.

Au chapitre qui a trait à l'action des Eaux sur les divers systèmes de l'économie, nous avons dit que l'usage des eaux provoquait parfois la réapparition de blennorrhées anciennes ; ce mode d'action a été utilisé dans la Station pour modifier l'état catarrhal des voies urinaires. Par suite, le catarrhe vésical accidentel, chronique, simple ou lié à l'herpétisme et à l'arthritisme, est aussi amélioré par l'usage de nos Eaux, pourvu qu'il n'y ait aucune lésion prostatique.

SYPHILIS.

Quoiqu'il n'y ait pas d'eaux minérales antisyphilitiques, les eaux d'Amélie, comme leurs congénères, agissent sur la syphilis de plusieurs manières : par leur thermalité élevée et leur minéralisation.

Tantôt elles impriment à l'économie, altérée par la diathèse ou débilitée par l'abus du traitement, une stimulation favorable qui combat la cachexie et fait, en certains cas, tomber la résistance aux agents spécifiques, qui sont dès-lors mieux tolérés et absorbés ;

Tantôt elles agissent sur les manifestations cutanées, quand celles-ci sont liées à un vice herpétique, rhumatismal et surtout scrofuleux ; car si elles n'ont aucune action spécifique sur les dermatoses franchement syphilitiques, tout au plus topique, elles les dégagent du moins de cette complication diathésique, qu'elles modifient ;

Tantôt, en rappelant à la peau des éruptions syphilitiques, en produisant la poussée, elles aident à diagnosti-
quer la diathèse latente et ignorée ou mal caractérisée
auparavant (syphilis viscérale) : ce que les hydrologues
ont désigné par *pierre de touche*.

Le traitement est varié ; il consiste en bains de baignoire, de piscine, de vapeur, en douches, eau en boisson ; il peut et doit être poussé avec activité et nécessite
souvent une durée fort longue.

On peut y associer souvent le traitement spécifique, et
alors ce traitement mixte produit les meilleurs résultats.
Nous avons vu, pour notre part, un sujet complètement
rebelle à la médication pharmaceutique sous toutes ses
formes ; l'intolérance a cessé dès qu'on a associé l'eau à
la médication mercurielle, qu'on avait réduite à cause de
l'absorption rapide du médicament par les glandes. Ce
fait a été, du reste, trop souvent noté à Luchon pour
qu'il soit contesté, et, si nous le relatons, ce n'est que pour
le porter à l'actif de notre Station, où le malade pourra
faire une cure mixte et à durée plus ou moins prolongée.

AFFECTIONS DU SYSTÈME NERVEUX.

Nous proscrivons d'une manière générale les eaux
d'Amélie dans les hémiplégies dues à une altération de
l'encéphale (hémorrhagie ou ramollissement). Quand on
voit le peu de succès dû à la strychnine, à l'électricité, etc.,
pour combattre ces paralysies, on a bien le droit et le

devoir d'être sceptique et de douter de la possibilité de leur modification par les eaux minérales en général; d'autant que par leur action stimulante sur le système nerveux central elles peuvent provoquer de nouveaux désordres chez des sujets déjà prédisposés par un premier accident de même nature.

Il en est de même pour les paralysies hystériques, pour les localisations médullaires se caractérisant par l'excitabilité, la douleur, telles que l'ataxie par exemple ; l'eau sulfureuse ne peut que les aggraver en excitant davantage le sujet ou la lésion anatomique.

Mais dans les paralysies (hémiplégie ou paraplégie) dues à une cause générale, telles que syphilis, chlorose, rhumatisme surtout (paralysies périphériques *à frigore*), fièvres graves ; dans les paralysies essentielles des enfants; dans les paralysies séniles, sans lésions organiques, caractérisées par un affaiblissement général de la contractilité et la parésie de la vessie ; dans les paralysies d'origine métallique (saturnine, mercurielle, arsenicale), les eaux sulfureuses d'Amélie sont indiquées pour réveiller la sensibilité des nerfs périphériques, augmenter l'activité de la circulation capillaire et exciter la nutrition affaiblie ; elles sont donc un utile complément aux médications précédemment employées et un adjuvant aux efforts que fait l'organisme vers la *restitutio ad integrum*. Mais ceci à la condition de ne les utiliser que lorsque tout symptôme d'acuité ou d'irritabilité aura disparu depuis longtemps. On décidera donc l'opportunité du traitement et le mode du traitement (bains, douches, piscines, etc.), d'après la marche et le caractère des accidents, qui sont bien différents suivant qu'on a affaire à une paralysie essentielle ou à une paralysie *à frigore*, ou encore à une paralysie suite de fièvre typhoïde. Ce n'est qu'en observant ces règles qu'on pourra obtenir de bons effets de l'application de nos Eaux.

AFFECTIONS CHIRURGICALES.

Enfin, pour terminer, les eaux d'Amélie agissent favorablement sur un grand nombre d'autres affections qui ont pour type la chronicité et qui doivent être excitées pour arriver à la résolution ; les engorgements consécutifs aux entorses, aux luxations, aux fractures ; les ankyloses, les ulcères atoniques, les suppurations chroniques du tissu osseux avec esquilles ou corps étrangers, etc...

CONCLUSIONS.

Le climat d'Amélie tient le milieu entre le climat des stations du littoral et celui du continent : c'est donc un bon refuge d'hiver à classer entre les stations maritimes et Pau.

Par sa faible altitude, Amélie jouit d'une pression moyenne et doit être, par suite, classée entre les stations de plaine ou à haute pression et celles de montagne ou à basse pression : c'est donc un climat de colline, tonique et peu excitant, et eupnéique à la fois.

La saison d'automne, qui commence en septembre et se prolonge presque toujours jusqu'en décembre, est appelée à un grand avenir ; elle est la plus favorable à une cure minérale : celle-ci est d'abord mieux tolérée que celle d'été ou de printemps, et elle offre ensuite une immunité plus grande pour affronter les rigueurs de l'hiver.

La saison d'hiver finit généralement en mars ou avril.

On peut faire aussi à Amélie une cure minérale d'hiver et de printemps.

Par suite, Amélie est la seule station qui permette une cure climatérique et minérale prolongée, lente, méthodique, et seule, en dehors de l'été, elle peut remplacer les autres stations sulfureuses, qui sont toutes estivales.

L'action des eaux sulfureuses, qui sont douces, à minéralisation moyenne, dégénérées et alcalines, est remarquablement sédative ; pour ce nouveau motif, cette action peut être, avec avantage pour le malade, prolongée graduellement, à doses filées, et met ce dernier à l'abri des phénomènes d'intolérance, de l'hémoptysie notamment.

La durée du traitement thermal et climatérique, l'action sédative des eaux due à leur dégénérescence, les effets toniques du climat : tels sont, pour nous résumer, les points principaux d'une cure à Amélie.

TABLE DES MATIÈRES

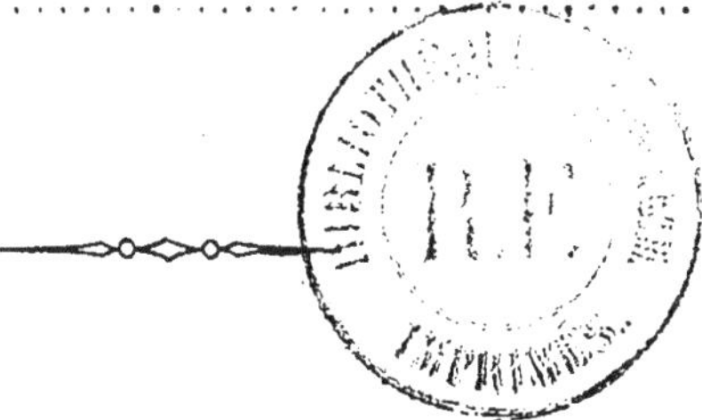